北京艾美迪科技股份有限公司　独家版权引进

约翰·霍普金斯护理循证实践：
实施与转化

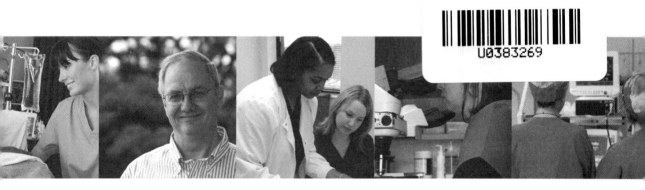

史蒂芬妮·S.珀尔（美）　■　凯瑟琳·M.怀特（美）

JOHNS HOPKINS NURSING EVIDENCE-BASED PRACTICE:
IMPLEMENTATION AND TRANSLATION

中国经济出版社
CHINA ECONOMIC PUBLISHING HOUSE
北京

图书在版编目（CIP）数据

约翰·霍普金斯护理循证实践：实施与转化/（美）史蒂芬妮·S. 珀尔，
（美）凯瑟琳·M. 怀特著；北京艾美迪科技股份有限公司译.
—北京：中国经济出版社，2017.1
ISBN 978 - 7 - 5136 - 4412 - 9

Ⅰ.①约… Ⅱ.①史… ②凯… ③北… Ⅲ.①护理学—研究 Ⅳ.①R47

中国版本图书馆 CIP 数据核字（2016）第 236891 号

Permission for this edition was granted by Sigma Theta Tau International Honor Society of Nursing

著作权合同登记号：图字 01 - 2016 - 8848 号

主 翻 译　徐辰琬

主 审 校　刘　宇

责任编辑　叶亲忠

责任审读　贺　静

责任印制　马小宾

封面设计　华子设计

出版发行　中国经济出版社
印 刷 者　北京力信诚印刷有限公司
经 销 者　各地新华书店
开　　本　850mm×1168mm　1/16
印　　张　14.75
字　　数　230 千字
版　　次　2017 年 1 月第 1 版
印　　次　2017 年 5 月第 2 次
定　　价　79.00 元

广告经营许可证　京西工商广字第 8179 号

中国经济出版社 网址 www.economyph.com 社址 北京市西城区百万庄北街 3 号 邮编 100037
本版图书如存在印装质量问题，请与本社发行中心联系调换（联系电话：010 - 68330607）

谨以此书献给所有认同循证专业实践的护理人员与学生们。感谢那些富有远见的护理领导者们为我们打造了兼具调研生机与创新动力的环境，促成了这一革新性的改变。

鸣谢

编辑人员在此共同感谢约翰·霍普金斯护理学院执行主任简·希芙南，MScN，RN，AOCN 协助对本教材原稿的终审与编辑。

史蒂芬妮·珀尔衷心感谢其家庭所给予的爱与支持，让她能够完成这本书的编写工作。

凯瑟琳·怀特衷心感谢其丈夫与儿子们的爱与支持，鼓励她追随自己的职业理想。

从床边到会议室，约翰·霍普金斯模式都能将新知识转化为实践与循证政策。这一模式超越了医护职业本身，在复杂的环境下依旧能够为优良决策提供架构与缜密性。我们为本书及其作者喝彩。我们已经将这一模式用于弗吉尼亚联邦大学健康系统中，该教材也被用于护理学院的有关循证实践教学中，已有逾千名以上学生受益。

黛比·齐默尔曼，DNP，RN，NEA-BC

病患医护服务首席护理官兼副院长

弗吉尼亚联邦大学健康系统

施行护理循证实践不是一个简单的过程，需要个人以及机构的投入，同时还需要大量的准备、知识以及技能。该书作者们从自身经历中提取关键内容，引导读者们完成这一过程。作者为我们讲述了基础设施、核心能力及管理循证实践项目所必需的技能，以取得有意义的临床结局并进行推广，这两方面工作具有同等重要性。《约翰·霍普金斯护理循证实践：实施与转化》将理论与实践相结合，对在各种健康照护环境中实施任何阶段的循证实践的人员都极有帮助。

戴安·普拉维科夫，RN，PhD，FAAN

研究/专业联络部主任

CINAHL 数据库信息系统

本书为临床一线以及整个医疗体系循证实践的发展都提供了宝贵的信息。《约翰·霍普金斯护理循证实践：实施与转化》为读者提供了重要指导，帮助读者避免了在成功地实施循证实践转化过程中经常会遇到的错误。

琳达·P. 莱利，PhD，RN

护理研究与循证实践部主任

亚特兰大儿童保健机构

主编团队

史蒂芬妮·S. 珀尔，DNP，RN

史蒂芬妮·珀尔系约翰·霍普金斯医院（美国马里兰州巴尔的摩市）临床护理质量主任兼首席护理信息官，同时还受聘于约翰·霍普金斯大学护理学院。珀尔经常在一系列跨学科质量、安全、信息学及循证实践领域发表演说和出版作品，广受赞誉，并且是约翰·霍普金斯护理循证实践（JHNEBP）模型创建团队中的一员。珀尔在提高护理领导者与临床一线护士的 EBP 能力方面具有丰富的经验，同时也擅长指导临床信息系统设计以便把循证护理实践嵌入临床工作流程之中。

凯瑟琳·M. 怀特，PhD，RN，NEA－BC，FAAN

凯瑟琳·怀特系约翰·霍普金斯大学护理学院（JHUSON，美国马里兰州巴尔的摩市）副教授，DNP 博士项目主任，同时在约翰·霍普金斯医院（JHH）兼任临床护理专家以及在霍华德郡立医院担任护理研究联络人。怀特博士同时也是 JHH 与 JHUSON 合作团队中的一员，参与开发了约翰·霍普金斯护理循证实践（JHNEBP）模式与指南。该模式被多份出版物引用，包括《护理管理期刊》以及《咨询委员会实践典范》。有关 JHNEBP 模型的研究获得了 2005 年国际护理荣誉学会国际研究运用奖奖项。怀特博士积极参与撰写多项护理质量与安全的提案，并获得了多项实践拨款。她于 2007 年被任命为马里兰州病患安全中心委员会主席。

各章节作者

1 基于证据转变护理实践

桑德拉·L. 德尔霍尔特，MS，RN

桑德拉·德尔霍尔特现任约翰·霍普金斯医院神经科学与精神病护理助理主任，在急救护理、护理管理以及员工发展方面有深厚的临床背景。德尔霍尔特女士发表了多篇有关循证护理实践的文章，并在该领域进行过多次演讲。其主要研究方向是关于促进循证实践在临床一线上使用的策略、专业实践标准的制定以及以病患为中心的优质服务提供。德尔霍尔特女士同时也是《约翰·霍普金斯护理循证实践：模型与指南》第一版的作者之一。

专栏作者

基于证据转变门诊护理实践

朱莉·库比亚克，RN，MS，PCRN

门诊部护理助理主任

约翰·霍普金斯医院

巴尔的摩，马里兰州，美国

玛丽·A. 赖斯，MBA，MSN

门诊部护理主任

约翰·霍普金斯医院

巴尔的摩，马里兰州，美国

2 评估护理领导力准备度

黛博拉·丹格，PhD，RN，NEA-BC

黛博拉·丹格系约翰·霍普金斯医院护理实践教育与研究部主任，并在约翰·霍普金斯大学护理学院任职。在过去的十年中，丹格博士指导约翰·霍普金斯医院的护理文化转变成了循证实践护理，并就循证实践课题在该地区及全美发表讲学并提供咨询。丹格博士热心于医疗服务研究，主要研究护理实践环境中影响患者结局的结构性与流程性问题，并荣获 2006 年健康学院组织 - 跨学科研究护理问题小组新研究学者奖项。丹格博士致力于创造与维持新环境，让护理人员能够更多地参与改善病患结局。她参与了多个州级小组，长期致力于机构性变革——曾在霍普金斯医院环境改变中做出诸多贡献，包括历时多年的全院患者医护落实模型的重设、护理工资补偿模式的发展与实行以及最佳用药系统的开发，指导新的建设规划等。

史蒂芬妮·S. 珀尔，DNP，RN
见前面的作者介绍。

专栏作者

所获经验：社区医院中的变革性领导力
拉里·斯特拉斯涅，PhD，RN，NEA–BC
护理副院长兼首席护理官
富兰克林广场医院
巴尔的摩，马里兰州，美国

3　建立组织的基础结构

罗宾·纽豪斯，PhD，RN，NEA-BC
罗宾·纽豪斯系马里兰州大学护理学院 DNP 博士项目的副教授兼助理院长，在全美及全球就循证护理实践发表过诸多文章、讲演并提供咨询。纽豪斯博士是 2007 年由国际护理荣誉学会（STTI）出版的《约翰·霍普金斯护理循证实践模型与指导》一书的第一作者，其专业领域包括循证实践、医护服务研究方法、医疗流程与相关结局的研究、照护质量等。纽豪斯博士作为健康服务研究人员，她所受资助的科研项目多聚焦于将研究结果用于护理实践以及病患照护结局。她同时还是美国护士认证中心成员、STTI 研究与学术成就委员会主席以及西北大学循证行为实践顾问委员会特邀护理代表成员。

4　培养护理人员的核心能力

史蒂芬妮·S. 珀尔，DNP，RN
见前面的作者介绍。

专栏作者

神经科学学会
桑德拉·L. 德尔霍尔特，MS，RN

见前面的作者介绍。

芭芭拉·菲茨西蒙斯，MS，RN，CNRN

神经科学系健康教育护士

约翰·霍普金斯医院

巴尔的摩，马里兰州，美国

通过 EBP 奖学金项目培养能力

苏·薇利萝，MSN，RN

康复医疗部护士长

约翰·霍普金斯医院

巴尔的摩，马里兰州，美国

5　培养护理学生的核心能力

沙拉·J. 麦克德尔莫特·夏菲尔，RN，PhD

沙拉·夏菲尔系约翰·霍普金斯大学护理学院助理教授兼"护理研究"课程合作授课教师，担任本科课程设置委员会主席。夏菲尔博士是 JHNEBP 指导委员会成员，在教授临床护理领导者、临床一线护士与护生的 EBP 方面拥有丰富的经验。夏菲尔博士在拓展临床一线护士和护生参与 EBP 项目方面做出了巨大贡献，并在全世界范围内展示了此类合作中学生的满意度情况。她教授并指导临床医师和学生有关 EBP 的实施流程，其研究聚焦于教学与学习的卓越性。

凯瑟琳·M. 怀特，PhD，RN，NEA – BC，FAAN

见前面的作者介绍。

专栏作者

EBP 与儿科康复

伊丽莎白·迪皮耶特洛，MS，RN

临床护理专家

肯尼迪·克里格研究所

巴尔的摩，马里兰州，美国

塔米·W. 斯维林根，RN，BS，MA，LNCC

护理与患者服务部资深副主席

肯尼迪·克里格研究所

巴尔的摩，马里兰州，美国

沙拉·J. M. 夏菲尔，RN，PhD

见前面的作者介绍。

6 管理 EBP 项目

史蒂芬妮·S. 珀尔，DNP，RN

见前面的作者介绍。

帕特丽莎·B. 道森，MSN，RN

帕特丽莎·道森系约翰·霍普金斯医院护理临床质量与磁性认证助理主任，在与各级护理人员合作方面有多年的经验，善于发掘、开发与宣传对磁性认证有益的临床医护及领导力方面的最佳实践。道森促进了循证指南在实践环境中的施行，并指导护理人员进行临床结局测量。同时道森也曾就各类质量改进与患者安全相关话题进行过演讲与文献的发表。

专栏作者

给药过程中导致护理人员分心和中断给药的事件

安妮特·L. 佩尔希克，DNP，RN，CRRN

临床质量与信息科学项目负责人

约翰·霍普金斯医院

巴尔的摩，马里兰州，美国

7 测量并管理 EBP 结果

凯瑟琳·怀特，PhD，RN，NEA – BC，FAAN

见前面的作者介绍。

8 选择通向转化阶段的途径

玛丽亚·科维奇，MS，RN，CCRN

玛丽亚·科维奇系约翰·霍普金斯医院临床标准部护理助理主任，同时也是该院循证护理指导委员会主席，协调开展内部员工的 EBP 研讨会。科维奇监督管理约翰·霍普金斯医院的 EBP 会员，并对约翰·霍普金斯医院医疗护理标准委员会所开展的 EBP 项目进行推动与监督工作。科维奇开展过多项不同课题的 EBP 项目，如心脏监护仪警报管理、跌倒预测、用药复核、镇静评级工具以及轮班后的疲劳等项目。科维奇与约翰霍普金斯大学护理学院学生密切合作，开展医院内设定的 EBP 项目，并为多个领域撰写文章，如跌倒预测与风险评估工具、心血管相关问题的研究，如监护仪警报疲劳与复杂的心脏用药等问题。

李美青，MS，RN

李美青系约翰·霍普金斯医院护理部的一名护理研究员，具有 20 余年的临床经验，目前正攻读护理博士学位。作为护理部 EBP 的成员，李美青获取到丰富的 EBP 知识、技能与专业能力，就 EBP 相关话题发表演讲，并组成了一个病房层次的 EBP 委员会，同时还成功开展了数项 EBP 项目并为临床一线护士组织开展 EBP 研讨会。

专栏作者

选择证据评估量表

劳拉·克雷斯，RN，MAS

专业实践部护理助理主任

约翰·霍普金斯医院

巴尔的摩，马里兰州，美国

用药安全：复核还是不复核？

玛丽亚·科维奇，MS，RN，CCRN

见前面的作者介绍。

李美青，MS，RN

见前面的作者介绍。

安全睡眠证据在护理实践中的转化

沙拉·J. M. 夏菲尔，RN，PhD

见前面的作者介绍。

桑德拉·J. 弗兰克，JD，CAE

执行主任

明日儿童/密歇根 SIDS

兰辛，密歇根州，美国

玛丽·阿德金，BA，MSW

项目主任

明日儿童/密歇根 SIDS

兰辛，密歇根州，美国

玛丽·特哈，DNSc，RN

助理教授

健康系统与结局部

约翰·霍普金斯大学护理学院

巴尔的摩，马里兰州，美国

9 应用转化科学改善健康结局

琳达·科斯塔，PhD，RN，NEA－BC

琳达·科斯塔系约翰·霍普金斯医院护理研究员，同时在约翰·霍普金斯大学护理学院任职，在硕士项目中教授医疗系统管理方向的课程。科斯塔博士在指导护理领导人参与循证实践以及研究开发方面具有多年的经验。其研究领域集中在用药安全以及用药管理方面，并持有美国护士认证中心（ANCC）护理病例管理资格证，同时也是美国护士基金会护理研究审查委员会成员。

特里·尼尔森，MSN，RN

特里·尼尔森系约翰·霍普金斯医院医疗护理助理主任，在管理、质量改进、安全、效率、规章制度以及灾害管理方面具有广泛的经验，并担负多项领导职责。尼尔森在质量改进、核心指标测评、快速反应团队实施、灾害准备以及疼痛管理等话题上多有撰文与讲演。他还是国际护理荣誉学会、美国护士执行官组织与 PKP 荣誉学会（Phi Kappa Phi）的成员。

10 转化并分享结果

凯瑟琳·怀特，PhD，RN，NEA－BC，FAAN

见前面的作者介绍。

序

    20 世纪 90 年代以来，循证医学得到了快速发展，带动了循证护理理念和方法在护理领域的应用。1996 年，英国的 York 大学成立了全球第一个循证护理中心（NH-SCRD）。1998 年，英国创办了《循证护理》杂志。在我国，四川大学华西医院于 1999 年首先开始对护理人员进行循证实践的相关培训，并将循证护理的方法应用于临床实践。复旦大学护理学院于 2004 年 11 月成立国内第一个循证护理中心，致力于推广循证护理实践。

    约翰·霍普金斯大学是全美乃至全球第一所研究型大学。一个多世纪以来，约翰·霍普金斯医学院被公认为在医疗、科研及教学方面处于世界领先地位。约翰·霍普金斯护理学院是全美最早的护理学院之一，每年培养出众多的优秀护理人才。拥有 1039 张床位的约翰·霍普金斯医院，连续多年被"美国新闻与世界报道"杂志评为美国医院排行榜第一医院。依托约翰·霍普金斯医院及护理学院丰富的学术资源和高水平的专家队伍，继《约翰·霍普金斯护理循证实践：模型与指南》出版之后，又推出了《约翰·霍普金斯护理循证实践：实施与转化》一书，通过更加详细的描述和生动的临床实际案例，对循证护理在临床的实施和转化提出了更加具体的指导。

    我国循证护理虽然起步较晚，但发展很快，现在已不仅仅停留在理念的引入和方法的学习上，而是将注意力转向了如何运用循证的方法为临床带来改变。《中国护理管理》杂志作为广大护理工作者分享实践经验及发表研究成果的平台，多年来一直致力于推动我国护理学科的进步和护理事业的发展，也非常关注循证护理的研究和应用进展。《中国护理管理》杂志社与美国约翰·霍普金斯大学中国合作伙伴北京艾美迪科技股份有限公司在 2015 年、2016 年成功举办了"中国循证护理师资培训项目"，邀请了约翰·霍普金斯大学医院和护理学院的教授担任培训讲师，培训得到了学员们的一致好评，认为内容贴近临床，具有指导性和实用性。为了让更多的护理人员分享约翰·霍普金斯大学在循证护理方面的成果和经验，北京艾美迪科技股份有限公司引进了《约翰·霍普金斯护理循证实践：实施与转化》中国独家版权，并由《中国护理管理》杂志社组织国内专家翻译了该指南。这也是该指南首次被翻译成中文版，希望为我国广大的临床护士提供更多的实用工具和方法以改进我国的护理管理科研水平。

《中国护理管理》杂志社社长：

2016 年 10 月

前　言

我们很荣幸为读者再一次呈上最新版的约翰·霍普金斯护理系列出版物《约翰·霍普金斯护理循证实践：实施与转化》。首版约翰·霍普金斯护理循证实践模型与指南的两位开发者——史蒂芬妮·珀尔与凯瑟琳·怀特，参与了本书的主编工作，同时还邀请了其他多位约翰·霍普金斯护理人员参与撰写了本书各章节和边栏，从而让我们能够更好地在精化这一模型的同时分享经验。

三年前，国际护理荣誉学会出版了同是由来自约翰·霍普金斯医院与约翰·霍普金斯大学护理学院的领导与员工组成的团队所撰写的《约翰·霍普金斯护理循证实践：模型与指南》。该书一经出版即获得巨大成功，被列入 2008 年度国际护理知识畅销榜前十名，并因其为读者提供了实用易懂的循证实践（EBP）方法而广受赞誉。《模型与指南》专注于约翰·霍普金斯护理 EBP 模型的开发，为 EBP 项目的计划与开展确定了循序渐进的指导方针。

自出版之日起，我们就一直关注着循证实践的发展，为学生和护理人员创建评判性思维和持续性学习的氛围，努力建造以证据支持临床、教学、行政决策的专业环境。但在临床背景下，仍旧有许多阻碍护理人员将 EBP 融入实践的情况。我们的经验表明，从制订战略计划的角度来规划 EBP 的实施并开发一套系统性的证据转化方法是非常必要的。这些策略以及在医院与护理学院之间、护理服务人员与医院行政管理人员之间建立的合作伙伴关系对于 EBP 的教学、使用与维持十分关键。

《约翰·霍普金斯护理循证实践：实施与转化》为读者在面对复杂的 EBP 实施与转化上的挑战方面提供了更多的建议。作者在书中列举了大量实例，阐述了在 EBP 的实施与研究发现的转化上的一些关键考量。本书讨论了以下关键步骤：

- 领导力与 EBP 计划
- 结局的确认、测评、监测与评价
- 转化技巧
- 传播技巧

我们希望本书能够获得读者喜爱并对读者的 EBP 有所裨益。

凯伦·哈勒，PhD，RN，FAAN

护理与患者医护服务部副主席，首席护理官

约翰·霍普金斯医院

巴尔的摩，马里兰州

玛莎·N. 希尔，PhD，RN，FAAN

约翰霍普金斯大学护理学院院长

巴尔的摩，马里兰州

引　言

《约翰·霍普金斯护理循证实践：实施与转化》旨在找出能够成功地将机构内循证实践（EBP）予以实施并将循证发现转化成实践的方法。在上一册书中，我们介绍了循证实践的模型与指南，为读者提供了计划与开发 EBP 项目的相关工具，本书则是我们对上一册书的延伸。本书的目的是分享管理 EBP 项目结构、流程与结果的方法与信息，同时也会就不同健康照护背景下证据的转化方法进行交流。本书的三个部分为证据的实施与转化提供了实用的指导，以便获得更好的专业实践和更佳的患者结局。

第一部分讨论了循证环境的基础组成部分。第一章简述了约翰·霍普金斯护理循证实践（JHNEBP）模型，介绍了其与美国护士认证中心磁性认证项目的联系。第二章重点围绕打造一份用于评估机构领导团队与 EBP 应用能力的计划方案。第三章则为 EBP 融入机构文化与构建关键基础提供了相关策略。

第二部分列出了构建转化能力的相关策略。第四章着重介绍了护理人员如何通过员工发展来为接任 EBP 领导职责做出准备。第五章主要关注学生专业实践的培养以及将 EBP 融入护理学院课程。第六章给出了 EBP 项目管理的成功策略。第七章针对如何测量与分析 EBP 结果提供了相关信息。

第三部分的关注点为转化。第八章就选择合适的转化策略做出了探索。第九章给出了评估机构在外部环境与内部情况下接受新实践准备度的方法。第十章讨论了传播 EBP 项目结果的重要性。

《约翰·霍普金斯护理循证实践：实施与转化》是约翰·霍普金斯医院与约翰·霍普金斯大学护理学院的合作成果。读者能够从本书中学习到医疗卫生机构和学术界的学者们是如何在追求示范性的护理实践中长期通力合作的，并从他们在合作过程中取得的颇具深度与广度的经验中获益。

目　录

第一部分

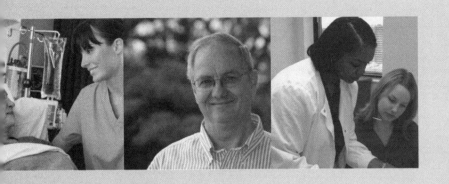

第一部分

基于证据转变护理实践

  临床医护人员通过 EBP（Evidence – Based Practice，循证实践）这一清晰易懂的过程找到最佳实践方式，并决定是否付诸实施以及具体的实施方式。参与 EBP 的临床工作者基于可获取的最佳证据做出决定，为患者提供最优质、最有效的护理（Wolff & Desch，2005）。EBP 的最终目标是改善患者的护理结局。

  本章将探讨大众对医疗及护理机构需求的急速增长是如何促进 EBP 的应用的，它不仅帮助医生制定决策，还被用来应对大众需求所带来的种种挑战。若想通过 EBP 在患者护理方面取得杰出成就、实现创新，医疗机构首先要选择一个合适的 EBP 模型，然后赋予员工自主权，为临床医护人员提供资源和支持，使 EBP 的研究结果能在每日的医疗服务中得以有效应用。

应用 EBP 的必要性

  在当今的医疗服务中，医护人员出于多种原因需要在护理过程中应用 EBP。例如，越来越多的患者要求医护人员提供更优质的护理，第三方付费方要求医院对患者的治疗采取基于证据的干预措施，需要不断地为控制费用而努力，以及新出现的论质计酬的医疗补偿体系。美国国家医学院（Institute of Medicine，IOM）具有开拓性意义的报告《跨越质量的鸿沟》（*Crossing the Quality Chasm*，2001，p. 2）指出，"医学和医学技术发展迅猛，但医疗服务体系却举步维艰，无法为所有的美国人提供始终如一的优质护理。对护理质量展开的研究表明，医护人员时常缺乏将理论知识付诸实践的能力和安全恰当地使用新技术的能力。"Wolf 和 Greenhouse（2007）列出了五大发展趋势，这些趋势将推动 EBP 在构建未来有效医疗服务系统中的应用：

1. 患者知识水平的提升
2. 所需的临床医护人员的类型和环境的变化
3. 医学领域的发展
4. 信息技术的发展
5. 医疗费用补偿制度的变化

患者知识水平的提升

与过去相比，现在的患者对自身病情以及可获得的治疗方法了解得更多。他们在网上就能轻松地搜到最新的医学研究成果，访问世界各地的数据库。借助邮件列表服务、热线电话交谈服务和全球社交网站，他们与许多病情相同的患者交流沟通，分享关于机构、医生和治疗方案的信息。鉴于此，患者对医疗服务提供者有着更高的期望和更低的容忍度。他们深知医疗服务系统中的种种缺陷和不足，如较高的用药错误率，坚持要求医疗机构弥补这些不足，进而推动必要的变革。未来的医疗服务系统应把"患者看成合作伙伴并充分利用（他们的）知识"（Wolf & Greenhouse，2007，p.383），这就需要服务机构找到有效的方法。EBP 不仅能帮助医疗机构找到如何通过互联网向患者提供准确信息的切实有效的策略，还能促进新的网上论坛的出现，如由专业人士引导的互助小组或患者焦点小组，使医疗服务机构能够获得有关护理服务的反馈。

所需的临床医护人员和环境的变化

当今医疗服务的发展趋势是尽快安排患者出院，为门诊患者或者居家患者提供延续性照护，患者对临床工作者和医疗服务种类的需求也因此改变。鉴于只有病情最严重的患者才能住在医院里，所以患者对门诊护理和家庭护理的需求将不断增加。针对这一现象，临床医护人员需要建立一个更为"透明和无边界"的体系，无论在哪种照护环境中，该体系都能为患者提供满足其需求和偏好的护理服务（Wolf & Greenhouse，2007，p.383）。医疗服务机构通过回顾当前研究成果、联系其他医疗服务组织、分析有关质量改进的数据、收集患者反馈等诸多 EBP 策略找到最佳实践方案，建立相应的流程，确保患者做好出院准备，保证协助家庭护理服务运转的体系已到位，确保为住院患者服务的机构与为门诊患者服务的机构实现无缝交接的机制已准备就绪。

医学领域的发展

技术的持续快速发展使得临床医护人员要花更多的时间更新知识和技能，才能为患者提供最有效的照护。EBP 不仅可以帮助医护人员缩小与新技术有关的重要临床问题的范围，还能帮助医疗服务机构确定某项技术对机构自身和目标患者人群的适用性。此外，通过 EBP 还能发现新的授课方式，如使用模拟中心、进行网上互动教育课程或者开展在线研讨会等。

计算机领域的发展

新的临床信息界面和经过改进的数据分析、远程医疗和患者远程监控方式都说明了医疗服务领域的电子化现象变得越发普遍，临床实践也因此发生了重大变化。计算机领域的发展所带来的影响遍及各个医学领域。实施全新的信息技术程序给医疗服务机构带来了很大的挑战，如将书面信息转换为网络信息的电子医疗记录系统——无纸化医疗记录系统。医疗机构借助 EBP 可以了解到其他机构如何实现电子医疗记录系统的过渡，整个项目的开支情况，教授员工使用系统的最佳方式是什么，甚至包括具体的人员配备要求等。通过 EBP 还能了解到新方法的有效性，如对某家医院重症监护室的急症护理患者实施远程监控，或者对同一镇上不同医院里的患者或全球不同医院里的患者实施远程监控的效果如何。

医疗费用补偿制度的变化

传统的医疗费用补偿方式越发不受欢迎，越来越多的患者选择与绩效挂钩的补偿机制。因此医疗服务机构亟须提高服务效率，通过 EBP 找到合适的方式改善患者的护理质量。在未来很长一段时间内，提高医疗服务效率、患者满意度和患者安全将是医疗服务行业的重点目标。

EBP 与磁性之旅：全新愿景

磁性认证极大地推动了 EBP 在众多医疗服务机构中的应用。"在创新、新知识和质量改进方面，磁性机构既有道德责任也有职业责任去推动患者护理、机构自身和整个行业的发展"（Wolf，Triolo，& Ponte，2008，p. 203）。医疗服务系统需要经过不断地改变、提高才能在未来取得成功。

在新的磁性模型（ANCC，2008）中，原先的 14 条磁性标准重新定义为 5 大模型要素：

1. 变革型领导力
2. 结构性授权
3. 专业实践典范
4. 新知识、创新和改进
5. 高质量的实证结果

这一全新愿景旨在突出"磁性机构对推动护理行业未来的发展变革和提高患者护理质量的重要性"（ANCC，2008，p. 3）。磁性机构重视新发现和创新，是全球护理服务业获取知识和专业技能的主要来源之一。同时，EBP 与磁性模型的 5 大要素也有着紧密的联系。

变革型领导力

变革型领导力是磁性模型的第一个要素，护理管理者负责引领医疗服务机构的变革，使其在未来的竞争中占据优势地位。"这么做的目的不再是为了单纯地解决问题、弥补系统缺陷、向护理人员授权，而是确确实实地对机构进行变革以应对未来的挑战"（Wolf，Triolo，& Ponte，2008，p. 202）。这需要机构营造适合创新的氛围，培养护理人员的探究精神，鼓励他们在工作环境中运用、转化理论知识。认识到这几点后，就要不断努力改善临床和机构这两方面的工作流程和效果（RNAO，2006）。鉴于此，变革型护理管理者必须以身作则，在日常工作中制定基于证据的决策，并保证有足够的资源（人力、技术、财务）支持员工学习 EBP 知识和技能、开展 EBP 项目和在机构内外传播 EBP 的研究成果。

结构性授权

结构性授权是磁性模型的第二大要素，要求机构促进"创新环境的营造，在这样的环境中，越来越多的员工有着出色的工作表现，机构的使命、愿景和价值观得到重视，使机构取得重大进展。给予员工指导和权力，使他们能够找到实现机构目标和预期效果的最佳途径"（ANCC，2008，p. 5）。EBP 鼓励员工不断思考涉及护理和机构的各个实践环节，促使他们反思自己的工作是否让患者得到了最好的护理、是否让机构取得了最好的结果。EBP 为在全球范围内搜寻最佳实践方式提供了结构性流程。同时还赋予员工基于科学证据改变实践方式的权力，这种方式既提高了他们的自主权又提升了他们的专业素养。

专业实践典范

磁性模型的第三大要素专业实践典范是"磁性"的精髓所在。它是指"对护理角色、护理在患者、家庭、社区和跨学科团队中所发挥的作用和新知识和证据的应用的全面性理解"（ANCC，2008，p.5）。医疗工作者借助 EBP 将理论知识与临床和机构运营流程相结合，他们基于科学研究成果对临床实践提出建议，实行高标准流程来改善实践和监测结果（Reigle，Stevens，Belcher，Huth，McGuire，et al.，2008）。EBP 为护理职责和专业实践行为奠定了基础。

EBP 帮助员工进行培训（包括医疗服务领域的学位教育和继续教育），以便让他们能更好地在应对未来护理和医疗服务行业的挑战中发挥重要作用。传统的教育方法虽已被沿用多年，但现在应从"最佳实践"的角度来审视这些方法的效果，这样才能更好地满足不同年龄段员工对学习的需求。

新知识、创新和改进

磁性模型的第四个要素列出了护理人员对推动患者护理、医疗服务机构和行业发展所应承担的道德和职业责任。这些责任是指"护理新模型、应用现有证据和新证据和对护理学做出显著贡献"（ANCC，2008，p.6）。研究为护理行业创造新知识。运用 EBP 的效果体现在：帮助医疗机构找到最佳实践方式，促进临床实践的转变；对新证据进行评估以确认当前临床实践的有效性；发现需要开展进一步研究才能弥补的知识空白。在工作中运用 EBP 的医疗机构通常会出现护理研究活动增加的现象，这是因为护理人员在 EBP 时发现了科学知识中存在的空白。此外，EBP 还促进护理人员以不同的方式在机构内外传播研究成果，如海报展示、口头报告、在期刊上发表文章等。

高质量的实证结果

磁性模型的第五大要素高质量的实证结果反映出医疗服务机构从重视服务过程到关注最终结果的转变。磁性认证项目（Magnetic Recognition Program）也因此格外重视机构的某一特定转变所带来的变化。这些变化可能是与护理行业、机构全体员工、患者或机构自身有关。衡量实证结果需进行定量研究，如选择衡量标准、采集数据和设定基准。机构在解决某个 EBP 问题时可利用不同来源的数据（如质量改进、财务分析和项目评估）作为证据。此外，开展 EBP 还需制定用来监测、评估实践变化效果的指标。

例证

领导者和临床一线护理人员的角色

在当今的医疗服务环境中营造支持 EBP 应用氛围的必要性是显而易见的。变革型领导者设立愿景，引导机构发展，赋予员工权力。他们能够"促进员工的职业发展，关注他们的需求和目标，影响员工转变观念，激发他们对学习、研究的热情，领导者乐观的心态也鼓舞着员工"（Tomey，2009，p. 187）。护理管理者以实际行动和口头宣传来激励员工开展 EBP。领导者要让机构内的各级员工都意识到他们是可以学会并有能力运用 EBP 的。

临床医护人员（他们对自己提供的医疗护理服务效果有着最直接的感受）尤其需要具备以下几种能力：发现相关临床问题的能力，这些问题阻碍了照护质量的改善；获取、评估证据的能力；判断将某项证据转化为实践是否适宜的能力。鉴于临床工作者与患者及其家属之间的特殊关系，他们对改善照护质量起着至关重要的作用。临床一线的护理人员非常了解自己每天护理的患者和患者家属都有哪些特殊需求，但往往缺乏引导，不知道如何借助 EBP 流程找到提高患者护理质量的最佳实践方式。

约翰·霍普金斯护理循证实践模型

约翰·霍普金斯护理循证实践（Johns Hopkins Nursing Evidence – Based Practice，JHNEBP）模型（简称 JHNEBP 模型）起初是为一线护理人员设计的临床决策模型。后来发现该模型不仅能有效解决临床实践问题，还能用来解决行政、运营和教育方面的问题。JHNEBP 模型（见图 1.1）的核心是证据，包括研究型和非研究型证据，对专业护理的各方面（即护理实践、教育和研究）都起到了支持作用。该模型将医疗服务机构描绘成一个开放的系统，机构对 EBP 的需求和其应用 EBP 的能力受多种内部和外部因素的影响。

在医疗机构内运用 EBP 需要（1）整个机构自上而下都相信 EBP 的应用会给患者带来最佳护理效果，（2）各级员工均能得到领导者强有力的支持，领导者还需进行必要的资源（人力、技术和财务）配备以维持 EBP 流程的运转，以及（3）通过在各项标准和工作描述中纳入对 EBP 的要求来建立明确的期望目标（Newhouse，Dearholt，Poe，Pugh，& White，2007）。

JHNEBP 流程（见图 1.2）为临床医护人员提供了分步指导，共分为三个阶段：（1）发现对于临床工作者具有重要性的实践问题（Practice Question）；（2）检索并评估证据（Evidence）；（3）将证据转化（Translation）为实践。因这三个词语的首字母缩写为 PET，故称"PET 流程"，便于医护人员记住各阶段的内容。

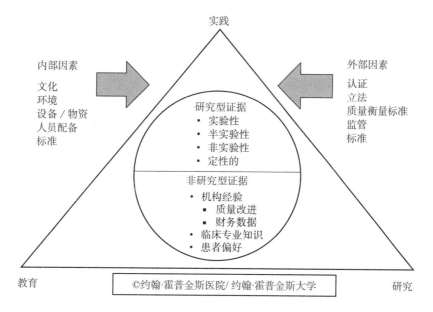

图 1.1 约翰·霍普金斯护理 EBP 模型

本节将探讨 PET 流程各阶段的关键要点。若需了解 JHNEBP 模型、流程和工具的详细内容，请参考《约翰·霍普金斯护理循证实践模型和指南》。

实践问题

实践问题是 PET 流程的第一个阶段。对某具体实践问题感兴趣的一组人携手合作，共同明确问题所在，就该问题提出 EBP 问题，随后缩小问题的范围以便于证据的检索。Sackett，Straus，Richardson，Rosenberg 和 Haynes（2000）是循证医学领域的权威人士，他们提出的 PICO 方式可以帮助团队明确（1）患者（Patient）、人群或问题；（2）干预措施（Intervention）；（3）与其他干预措施的比较（Comparison），是否适用；以及（4）预期结果（Outcomes）。

在 PET 流程开始后尽早组建多学科团队是值得反复强调的一点。受同一实践问题困扰的医疗服务提供者是该流程的利益相关者，要力争得到他们每个人对 EBP 工作的支持。来自其他学科的团队成员可以协助团队明确问题的具体内容，或为证据评估提供独特的见解。假设团队在评审证据后认为必须改变现在的护理方式，受这一改变影响的其他学科成员如果从流程一开始就参与到其中，那么他们就会理解为何要进行这种改变，也会支持实施这种改变。此外，EBP 团队的成员通常会向他们的同事宣传实施改变的必要性，这也促进了改变的实施过程。

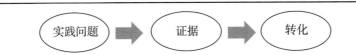

实践问题

　　步骤 1：明确 EBP 问题

　　步骤 2：确定实践问题的范畴

　　步骤 3：确定领导者责任

　　步骤 4：招募多学科团队

　　步骤 5：安排团队会议

证据

　　步骤 6：进行内部和外部证据检索

　　步骤 7：评估所有类型的证据

　　步骤 8：证据总结

　　步骤 9：评定证据强度

　　步骤 10：基于证据强度，对改变护理流程或护理系统提出建议

转化

　　步骤 11：确定上述建议转化为具体实践的可行性和适当性

　　步骤 12：制定行动方案

　　步骤 13：实施行动方案

　　步骤 14：评估实施结果

　　步骤 15：向决策制定者报告初步评估的结果

　　步骤 16：确保决策制定者支持在机构内部实施所建议的改变

　　步骤 17：明确后续行动

　　步骤 18：成果交流

图 1.2　PET 流程

　　本阶段的另一个重点就是明确 EBP 团队的领导者。团队中至少应有一人负责与其他成员协商安排首次及后续的团队会议时间。领导者负责分配工作，监督工作进展，确保整个项目按计划进行。此外，领导者还应对 PET 流程了如指掌，并在团队探讨 EBP 问题时提供帮助和相应的培训。

证据

在证据阶段，团队要先明确证据的来源。全面检索文献资料是必不可少的一步，但也要搜寻其他类型的证据（如临床实践指南、专业机构发布的立场声明、质量改进和风险管理数据、专家意见、患者偏好和学会规范）。接下来是评判收集到的各个证据的强度和质量（见表 1.1 和表 1.2），在总结单一证据后确定综合证据的发现、强度和质量。

表 1.1   JHNEBP 证据强度分级

- 一级：实验性研究/随机对照试验或随机对照试验的 meta 分析
- 二级：类实验性研究
- 三级：非实验性研究或质性研究
- 四级：国家权威专家基于科学证据发表的意见，或专家组一致认可的意见（包括系统综述、临床实践指南）
- 五级：专家基于经验发表的意见（包括病例研究、文献综述、组织经验、临床专家经验、质量改进、财务数据，或国家权威专家根据个人经验发表的意见）

© 约翰·霍普金斯医院/约翰·霍普金斯大学

表 1.2   JHNEBP 证据质量分级

质量高	科学性	样本量充足的情况下获得一致结果、合理的偏倚控制、结论可靠； 基于全面的文献综述提出的具有一致性的建议，文献综述内容全面且引用充足的科学证据
	总结性综述	检索策略明确、易于理解、可复制使用； 在有足够多设计良好的研究的基础上得到一致的结果； 对所涉及研究的整体科学性和质量进行评价，且评价是基于有关标准进行的； 结论可靠
	根据经验判断证据的专业度	专业性显而易见

质量良好	科学性	结果较为一致，样本量充足，有一定程度的控制，结论具有一定的可靠性； 基于较为全面的文献综述提出的尚且一致的建议，文献综述仅引用了一些科学证据
	总结性综述	检索的深入性和适当性尚可； 在一定量的设计良好的研究基础上获取到尚且一致的结果； 评价了所涉及研究的优缺点； 结论具有一定的可靠性
	根据经验判断证据的专业度	专业性看似可信
质量低/存在主要缺陷	科学性	极少量证据，结果不一致，样本量过小； 无法得出结论
	总结性综述	未定义检索策略，或定义不明确，或检索策略有效； 少量证据，结果不一致； 无法得出结论
	根据经验判断证据的专业度	未体现出专业性，或专业性令人生疑

转化

在 PET 流程的最后阶段，团队必须决定证据的强度和质量是否表明要改变当前的实践方式。如果决定需要做出改变，改变的实施往往是先以小型试行项目的形式开始进行。制定并监测试行项目的各项结果指标是关键的一步。如果结果达标，则团队应与机构的领导者合作，以更大的规模实施改变，并在机构内外传播 EBP 项目的结果。

机构内其他部门的人员也许会对实践方式的改变感兴趣，也想在他们的工作中付诸实践。在会议、学术期刊上传播 EBP 项目的结果可以帮助其他人了解 EBP 流程，并把这种理论实践相结合的做法推广到世界各地。变革型领导者在传播过程中又一次发挥了重要作用，为团队成员提供必要的资金支持、人力和物力资源、知识和鼓励，使他们能够开展 EBP 项目，把研究结果转化为实践，并在机构内外传播项目成果。

例证

基于证据转变门诊护理实践

约翰·霍普金斯门诊中心位于美国东北部的一座城市内，与一所大型学术医疗中心相连。门诊中心提供流动外科手术、内窥镜检查、肺功能检查、放射检查、快速检查等服务，并包含 17 个成人和小儿专科门诊。此外，约翰·霍普金斯医疗机构在郊区还有 2 个大型医疗中心，在市内还有数个小型诊所，均为患者提供门诊服务。这些地方的年门诊量超过 50 万人次。

在这些医疗机构工作的护士在过去数年内指出了很多实践中存在的问题。其中一个问题格外引起护理管理者的注意：从感染控制的角度考虑，如果有耐药性病史的患者前来就诊，我们如何为他们提供最好的护理？怎样才能防止其他患者不被传染？然而这些重要的问题却没有明确、统一的答案（如果没有门诊患者隔离政策的话），解决方式可谓是五花八门，这点的确应引起管理者的关注。护理管理者还发现在出现上述情况时，不同的医护人员在检查室内使用不同的个人防护装备；在携带已知耐药性微生物的患者就诊结束后，患者停留区域的清洁程度也不一样；当没有病史但却表现出传染病症状的患者就诊时，不同的医护人员采取不同的处理方式；而且门诊和候诊室区域的设备、地毯和家具陈设的清洁程度也不一样。护理人员很担心患者和来访者的安全，也很关心资源是否得到了有效利用，但他们又苦于没有一个明确的答案：针对这种情况，控制感染的最佳方式是什么？

为了解决这些问题，护理管理者成立了门诊患者感染控制委员会（Outpatient Infection Control Committee，OPIC），由来自 3 个不同地方的 12 个不同科室的门诊护理人员、感染控制护理人员和内科医生组成。委员会在医疗机构内分发自己设计的调查，以更好地了解当前医护人员采取的感染控制方式，确定不同工作环境之间的差异。调查涉及的问题如下：

- 你使用哪种类型的血压计袖带？多长时间清洗一次？
- 你使用的检查室、桌子、医疗器材、门把手和洗手间每隔多久消毒一次？使用的消毒剂是什么？
- 你所在的门诊有多少个免洗洗手液分配器？它们安装在什么位置？

调查的结果证实了上文提到的现象：不同医护人员采取了截然不同的做法。消毒程序和使用的消毒产品各不相同，不同医院制定的清洁规范也不一样，免洗洗手液分配器的安装位置和数量同样存在差异。

证据

证据来源包括美国疾病控制与预防中心（Centers for Disease Control and Prevention）、委员会的门诊调查、世界卫生组织、Pud Med 数据库（1997 – 2007）、CINAHL 数据库和 Cochrane 协作网。此外，还通过大学医疗服务联盟（University Healthcare Consortium，UHC）来调查其他隶属于大型教学医院的门诊服务机构采取了哪些最佳实践方式。检索词包括门诊患者、感染控制、流动性环境清洁、消毒、耐甲氧西林金黄色葡萄球菌（MRSA）、抗万古霉素肠球菌（VRE）、传染性疾病、隔离和预防措施。委员会回顾了 19 篇文献，其中 3 篇为前瞻性研究，2 篇为系统综述，2 篇为描述性研究和 12 篇为专家意见。

例证

总体来看，文献证据的质量良好，委员会得出以下结论：门诊环境的特有难题导致医护人员无法严格按照已有的感染控制措施操作。这些难题包括：医护人员资历不同；医院人员配置标准过于简单；就诊患者数量多、流动性高；与住院患者所处的环境相比，门诊区域换气次数较低（医院内部空气与外界空气进行彻底交换的次数）；同一医疗机构下的不同医院对清洁人员工作职责的规定不同；医院收入下降的同时又存在潜在的物资滥用行为，导致相关预算受限；医护人员接受培训的时间有限。专家们指出，针对检查室、操作室、设备、候诊室和公共区域的清洁消毒应制定有关政策和操作程序，明确清洁频率和负责人，对医院员工进行感染控制规程的培训，尤其是手部卫生的培训。

转化

尽管未找到强有力的研究型证据，但委员会的护理管理者们根据各专家发表的一致性建议起草了门诊患者感染控制政策，明确了下述事项：

- 对所有患者实行标准预防措施
- 在门诊各区域提供个人防护装备和操作指南
- 把患有已知传染病的患者安排在就诊当天最后的接诊时间段内接受治疗，医护人员必须直接护送患者到检查室
- 在每位患有已知传染病患者或可能患有传染病患者离开后，对所有台面和患者接触到的设备进行消毒，每天至少一次，当台面或设备明显变脏后也要进行消毒
- 倡导医护人员遵守呼吸道卫生规范并保持良好的手部卫生

为确保政策能在医院管理委员会顺利通过，护理管理者极力争取利益相关者的支持。有些医生对管理者提出的政策表示反对，他们担心当前的人员配备无法满足清洁消毒的要求，患者就诊效率会因新政策的实施而降低，还质疑要求医护人员在接待有呼吸道疾病的患者时戴上口罩的做法是否切实可行，尤其是在持久的流感季和呼吸道合胞病毒感染高发期时，这点更难做到。尽管如此，护理管理者坚持不懈、勤勉不倦的工作还是得到了回报。最终确定的政策是让所有出现呼吸道疾病症状的患者（而不是医护人员）在门诊区内戴上医用口罩，政策还规定在脏污设备无法得到及时消毒的情况下增加可重复使用设备的供应。

为确保新政策得以采用，护理管理者们：

- 制定政策附录，明确规定医院环境和设备的清洁消毒频率
- 对负责医院环境卫生的人员进行培训，让他们了解接触性传染病的传播方式，个人防护装备的使用方法，以及如何正确使用医院批准的杀菌剂
- 向护理人员提供个人防护装备穿脱顺序说明
- 在每个检查室内外、候诊区、大厅和电梯间安装免洗洗手液分配器
- 在各入口和挂号区安放标志牌，提供个人防护装备、纸巾和免洗洗手液

例证

● 实行患者和来访者筛查措施，要求出现咳嗽、喉咙酸痛和其他呼吸道疾病症状的患者戴上口罩

变革型护理管理者赋予各级员工权力，使他们能够积极、主动地去预防门诊区内传染病的传播。现在，医院的每位员工都有了清楚的认识，知道自己该如何做才能有效预防传染病传播。2008 年，护理管理者将项目成果发表在行业期刊《美国门诊护理学会观点》（*American Academy of Ambulatory Care Nursing Viewpoint*）上，并在一次全国性会议上展示了项目海报（Rice & Kubiak，2008）。全国各地从事门诊护理的工作者都非常关注这方面的问题，也对项目提出的指南深感兴趣。当 H1N1 流感病毒开始传播时，护理管理者对如何预防、控制疾病很有把握，他们相信门诊的医护人员已经做好了迎接挑战的准备。

迎接 EBP 挑战

在医疗机构内实施 EBP 并确保临床医护人员具备这方面的知识和技能将是个不小的挑战。尽管现在已经有很多关于 EBP 的文献和书籍，但研究表明许多护理人员依然不了解 EBP。在对 1097 名护士进行的一项研究（Pravikoff, Pierce, & Tanner, 2005）中发现：（1）几乎有一半的护士不知道 EBP 是什么；（2）超过一半的护士表示他们不认为他们的同事在工作中应用了研究结果；（3）只有 27 名护士称有人教他们如何使用电子数据库。2006 年，国际护理荣誉学会（Sigma Theta Tau International）对 568 名护士展开的研究表明，超过 40% 的调查对象称自己非常适应 EBP 流程，50% 的人表示适应程度一般，约 10% 的人称自己对 EBP 流程的信任度很低。很显然，医疗服务机构内的 EBP 教育仍需加强，要为医护人员提供更多参与 EBP 项目的机会。

Turkel 等人（2005）建立了一个进阶模型，旨在将 EBP 融入磁性认证过程。该模型分为：（1）奠定 EBP 基础，这需要管理者将 EBP 纳入绩效考核和临床进阶制度，保证必需资源的供应；（2）让医护人员明确问题所在（实践问题）；（3）通过分发培训材料、组织文献交流俱乐部活动在医疗机构内普及 EBP 知识，使医护人员具备开展 EBP 的信心和必要技能；（4）实施 EBP，需要医护人员学会评判文献，了解如何证实或改变实践方式，以及怎样进行研究成果的传播；（5）协助员工开展研究。

EBP 面临的重重困难

在医疗服务机构内选择、实施 EBP 流程已是个不小的挑战，但更艰巨的挑战可能是转化 EBP 结果的过程。Nananda（2005）指出这其中的两大难题，一是从已发表的研究中找到与临床相关的研究结果，而且这些结果要有很强的科学性，才能够解决临床问题；二是如何处理相互矛盾的研究结果。即使找到了确凿的研究结果，是否改变当前的实践方式也依然会受到其他因素的影响，如临床医护人员对改变效益的看法（如成本、风险以及是否符合道德规范），以及改变实践方式是否会和当前各操作流程发生冲突（Wolff & Desch，2005）。事实上，不同层面——临床医护人员、机构、整个国家或政策层面——都存在着阻碍 EBP 组织工作的力量。Kalassian 等人（2002）表示：

- 临床医护人员在制定新指南或评估文献资料时可能面临时间紧迫、缺乏必要技能等困难。对于已经制定好的指南，他们可能缺乏实施指南的信心或拒绝改变实践方式，认为这种改变不适用于他们的患者和工作环境。

- 就医疗机构而言，是否愿意改变传统的实践方式（即使未经证实）也会影响转化决策的制定。而且各层级员工都会关心 EBP 的开销，如果改变当前的实践方式要耗费很多资金，或者实施难度很大，或者会影响医疗费用的补偿，那么实施改变的可能性将会更低。

- 就整个国家而言，由于医疗服务涉及的人群和环境的多样性，改变实践方式意味着要耗费大量的资源。

获取支持

尽管临床医护人员和行政管理者的目标各不相同，但 EBP 团队仍要力争他人对实践改变的支持。推动改变的关键在于让三类人——意见领袖、变革倡导者和专家顾问——了解 EBP 并参与到其中（Titler，2007）。耶鲁大学的医学、流行病学与公共卫生学院的 Bradley 等人（2004）对 9 家医院展开的研究表明，在医院里实现证据的成功转化需要解决五大难题：

- 尽管医院管理者与医护人员的目标和要求各不相同，但要在医院内部力争他人对项目或实践改变的支持
- 保证临床领导者具备有效的领导力
- 与现有项目或实践方式相结合

- 根据医院的具体情况控制项目或实践改变的开支
- 尽管用于数据收集和分析的资源有限，但 EBP 团队仍要记录项目或实践改变的结果；即使时间紧迫、资源有限，整个团队也仍要保持勇往直前的劲头

Wensing 等人（2006）发现，在 EBP 项目中使用跨学科团队后，患者的护理效果得到改善，护理服务得到提高、整合，项目开支也降低了。制定符合医疗机构自身特点的 EBP 实施方案需要尽早开始对以下方面的评估：当前的实践方式、导致当前实践方式和预期实践方式之间差异的原因，需要改变的行为以及可能涉及的人员（Titler，2007）。

总结

让整个医疗机构都认识到运用 EBP 的重要性，对员工进行有关的培训，为他们提供参与 EBP 或研究项目的时间和机会，这些对于奠定护理实践的稳固根基是必不可少的。EBP 已被认定是实现优质护理服务的关键。磁性认证是优质护理服务的象征，获得这一称号的前提是机构要运用 EBP 并有支持开展研究的结构（Shirey，2006）。护理管理者在医疗机构内发挥着重要作用，他们设定机构愿景，确保有所需的资源和支持来推动护理实践的转变。

参考文献

American Nurses Credentialing Center. (2008). *A new model for ANCC's Magnet Recognition Program*. Retrieved October 26, 2009, from http://www.nursecredentialing.org

Bradley, E., Schlesinger, M., Webster, T., Baker, D., & Inouye, S. (2004). Translating research into clinical practice: Making it happen. *Journal of American Geriatrics Society*, 52, pp. 1875-1882.

Institute of Medicine. (2001). Crossing the quality chasm: A new health system for the 21st century. Washington, DC: National Academy of Sciences. Retrieved October 26, 2009, from http://www.iom.edu/?id=12736

Kalassian, K., Dremsizov, T., & Angus, D. (2002). Translating research evidence into clinical practice: New challenges for critical care. *Critical Care*, 6, pp. 11-14.

Nananda, F. (2005). Challenges in translating research into practice. *Journal of Women's Health*, 14(1), pp. 87-95.

Newhouse, R. P. , Dearholt, S. L. , Poe, S. S. , Pugh, L. C. , & White, K. M. （2007）. *Johns Hopkins Nursing evidence – based practice models and guidelines.* Indianapolis, IN: Sigma Theta Tau International.

Pravikoff, D. S. , Pierce, S. T. , & Tanner, A. （2005）. Evidence – based practice readiness study supported by academy nursing informatics expert panel. *Nursing Outlook*, 53 （1）, pp. 49 – 50.

Registered Nurses' Association of Ontario. （2006）. Healthy work environments best practice guidelines: Developing and sustaining nursing leadership. Retrieved November 30, 2009, from http://www. rnao. org/Storage/16/1067_ BPG_ Sustain_ Leadership. pdf Reigle, B. S. , Stevens, K. R. , Belcher, J. V. , Huth, M. M. , McGuire, E. , Mais, D. , & Volz, T. （2008）. Evidence – based practice and the road to magnet status. *Journal of Nursing Administration*, 38 （2）, pp. 87 – 107.

Rice, M. A. , & Kubiak, J. （2008）. Evidence – based guidelines for environmental cleaning and disinfection in the outpatient clinical setting. *AAACN Viewpoint*, 30 （1）, pp. 4 – 7.

Sackett, D. L. , Straus, S. E. , Richardson, W. S. , Rosenberg, W. , & Haynes, R. B. （2000）. *Evidence – based medicine: How to practice and teach EBM.* Edinburgh, Scotland: Churchill.

Shirey, M. （2006）. Evidence – based practice: How nurse leaders can facilitate innovation. *Nursing Administration Quarterly*, 30 （3）, pp. 252 – 265.

Sigma Theta Tau International. （2006）. Honor society study shows majority of nurses rely on evidence – based practice. Retrieved October 26, 2009, from http://www. nu-rsingknowled-ge. org/Portal/main. aspx? pageid = 92&channelid = 11&HeaderText = Evidence% 20Based% 20Practice% 20Research% 20Study&ContentID = 78740

Titler, M. （2007）. Translating research in practice. *American Journal of Nursing*, 107 （6）, pp. 26 – 33.

Tomey, A. M. （2009）. *Guide to nursing management and leadership* (8th ed.). St. Louis, MO: Mosby – Elsevier.

Turkel, M. C. , Reidinger, G. , Ferket, K. , & Reno, K. （2005）. An essential component of the Magnet journey: Fostering an environment for evidence – based practice and nursing research. *Nursing Administration Quarterly*, 29 （3）, pp. 254 – 262.

Wensing, M. , Wollersheim, H. , & Grol, R. （2006）. Organizational interventions to implement improvements in patient care: A structured review of reviews. *Implemen-tation Science*, 1 （2）. Retrieved October 26, 2009, from http://www. implemen-tationscience. com/content/pdf/1748 – 5908 – 1 – 2. pdf

Wolf, G. , & Greenhouse, P. K. （2007）. Blueprint for design: Creating models that direct change. *Journal of Nursing Administration*, 37 （9）, pp. 381 – 387.

Wolf, G. , Triolo, P. , & Ponte, P. （2008）. Magnet recognition program, the next genera-

tion. Journal of Nursing Administration, 38（4）, pp. 200 – 204.

Wolff, A. C. , & Desch, C. E. （2005）. Clinical practice guidelines in oncology: Translating evidence into practice. *Journal of Oncology Practice*, 1（4）, pp. 160 – 161.

评估护理领导力准备度

运用 EBP 可以改善患者安全和照护结局，推动护理实践的发展，让护理人员在临床决策中发挥更重要的作用。实现这些目标需要领导者引领转型变革，他们的参与、投入和领导才能的有效发挥是取得成功的必要条件。

实现转型变革的第一步是评估护理管理者的领导力是否达到了开展 EBP 所需要的准备度。领导力的准备度可以从两个相互联系的视角去评判：管理者扮演的角色和他们的领导力水平。本章提供了一个评价领导力准备度的路径，重点评估护理实践环境的情境特征以及实施 EBP 所必备的领导能力。

实践环境的情境

在不同的情况下，运用 EBP 可能会得到支持和鼓励，也可能会受到阻碍。由此可见，实践环境的"情境"（Context）是非常重要的一个因素。有的医疗机构或病区会支持并乐于接受创新行为，鼓励员工承担风险，重视他们的学习培训，并设立使能管理结构。但某些医疗机构也许会抵制变革，并将那些提出变革的人视作威胁机构稳定的力量。在 Kitson 等人（1998）提出的 EBP 使能管理概念框架中，情境是一大核心要素。McCormack，Kitson，Harvey，Rycroft - Malone，Tichen 和 Seers（2002）基于此框架对情境进行概念分析，将"情境"描述为实践所发生的物理环境中的各种因素，也就是塑造实践环境的组织系统和结构之间发生的相互作用。有证据表明，乐于接受实践改变的"情境"具备这些特征：复杂性、文化、领导力、信任和员工的参与（McCormack，et al.，2002）。要实现转型变革，如实施 EBP，就必须了解、评估这些情境因素

（Laschinger，Finegan，& Wilk，2009；IOM，2004；Titler，2008）。

复杂性

不管是从微观层面还是宏观层面来看，医疗服务系统都在变得越发复杂，这点毋庸置疑。新技术的快速采用，客户或患者数量带来的压力，以及消费者对高质量护理和医疗服务的要求使得临床医护人员的实践环境日趋复杂化。这也给管理者带来了种种挑战：资源日渐稀缺，而人们对照护系统的需求却日益强劲，医疗机构被要求公开临床、质量和服务的绩效指标。医疗服务提供者和系统之间复杂的相互作用和不可预测性越来越影响着临床医护人员的工作环境，而患者又期望他们能在这种环境中提供极高质量的服务。鉴于这些情况，管理者一直在思考如何才能降低成本、提高效率。

基于证据开展的实践需要护理管理者和护理人员彻底改变他们对护理实践和实践环境的认识。Peter Senge 在其 1990 年出版的经典之作《第五项修炼》（*The Fifth Discipline*）中指出，我们的心智模式深刻影响着我们看到的事物，任何组织的心智模式都取决于那些关键的决策制定者，因此领导者必须要审视他们自己的心智模式。评估心智模式需要领导者反思自己关于机构本身、机构护理人员和护理工作、各学科之间的关系以及这些因素相互作用的固有观念；也需要他们认识到不稳定的实践环境中所蕴含的复杂性。如果领导者在面对不断变化的医疗服务系统时仍然按照固定的思维方式去思考、行动，那他们做出的决策也许不会像以往那样奏效（Senge，1990）。

复杂适应系统

复杂适应系统理论（见表2.1）为如何看待医疗机构，怎样引发、实现改变，如何了解员工行为和机构活动提供了另一个视角。医疗机构被视为一个复杂的系统，"由多个成员组成……他们遵循着简单的规则，浑然不知他们所引发的复杂现象，也不考虑制定一个共同的蓝图"（Paley，2007，p. 235）。Plesk 和 Greenlaugh（2001）发表了一系列关于复杂适应系统（Complex Adaptive System，CAS）的文章，颇具影响力，他们将 CAS 描述为"单独主体（员工）的聚集，每个主体都有行动的自由，但他们的行动方式并不总是完全可预测的，而且主体的行为互相关联，一个主体的行动会改变其他主体行动的情境……他们根据驱使他们行动、已被内化的规则对环境做出反应……这些规则以直觉、观念和心智模型的形式表现"（p. 625）。此外，"主体通过改变和重组以适应环境带来的问题"（Holland，1992，p. 18）。

表 2.1　复杂适应系统的特点和对领导力的影响

特点	对领导力的影响
员工的自组织行为既受环境影响，也与环境发生交互作用	无须有自上而下或等级制的管理就形成秩序
复杂适应系统是非线性的，因此也是非渐进式的	小的变化就会导致复杂的或显著的结果
系统的不确定性和不可预测性是不可避免的	为实现预期结果创造各种条件，如评判式的审慎思考、辩论、深度会谈、建立新关系，这些都可能让人获得不一样的深刻见解
复杂的行为变化可以来自于那些遵循灵活简单且已被内化的规则进行行动的员工	制定简短明确的愿景而不是行动规定，让执业者自己创建解决方案，最终实现预期目标。规则的调整或环境中某一事物的改变都可能影响结果，进而导致行为的改变

资料来源：根据 Anderson & McDaniel（2000），Paley（2007），Rowe & Hogarth（2005）修改。

由于复杂适应系统"难以理解、控制——它不断变化，给组织带来持续的挑战"（Holland，1992，p. 18）——领导者将关注的重点转向了解周遭环境，设计未来宏图，确保结构具有可变性，并思考如何充分利用环境不断发展变化的特性（Anderson & McDaniel，2000）。领导者对周遭环境复杂性的理解力在一定程度上体现了领导力准备度的高低。医疗机构被视为一个具有适应能力的系统，它会逐渐发展变化以应对各种内部和外部刺激。复杂适应系统这一概念有助于我们理解变革过程的本质，即因自然适应潜力的增加和领导者采取的可持续发展策略而引发的（Rowe & Hogarth，2005）。

文化

组织文化是成功形成或改变实践方式的一大重要因素（McCormack et al.，2002）。Schein（2004，p. 17）将文化定义为"一套基本假设模式，由一个群体所共有，是这个群体在处理外部适应和内部融合问题时习得的，而且运作效果良好……并传授给每位新成员，作为理解、思考、感受有关问题的正确方式"。

文化体现在个体、团队或组织层面，并为实践创造了情境。它是一个组织的本质，是对由社会互动产生的组织进行思考、审视的一种方式。在向 EBP 转变前需要从共同价值观、信仰和假设这三方面对组织和单元层面的亚文化进行明确定义。下定义的过程必须是清晰明确的，因为文化的运行总是隐而不露的。它通过群体共同遵守的准则去引导、限制、稳定群体成员的行为，是一股非常强大的隐形力量（Schein，2004）。

某些文化更利于 EBP 的应用。Austin 和 Claassen（2008）指出组织文化中有 5 个要素支持 EBP 的应用，即领导力、员工的参与、团队合作、组织资源和成为学习型组织的意愿。像医疗服务机构这样的大型复杂组织都有着自己的主文化和与之共存的、基于不同专业、科室或地理位置（护理单元）的亚文化（Scott，Mannion，Davies，& Marshall，2003）。亚文化也许会认同或加强组织的核心价值观，也可能会采取与之不一致或相矛盾的价值观。Scott 等人（2003）指出 3 种亚文化，分别是加强型文化、垂直型文化和对抗型文化（见表 2.2）。

表 2.2　组织亚文化类型

亚文化	描述
加强型文化	亚文化群体成员持有的核心价值观、信仰和假设与组织的主文化相一致，而且成员通常会更充满激情，如专科病区
垂直型文化	亚文化群体成员认可组织的价值观、信仰和假设，同时也支持他们自己职业的价值观、信仰和假设，如护理部门的价值观
对抗型文化	亚文化群体成员持有的价值观、信仰和假设与组织的主文化存在正面冲突。如有着相互竞争性优先事项的不同团队

资料来源：根据 Scott，Mannion，Davies，& Marshall，2003 年修改。

在像 EBP 这样的文化变革中，领导者通过营造一个重视想法、深度会谈和期望行为的情境来塑造文化、明确文化的定义（Scott-Findlay & Golden-Biddle，2005）。只有领导者理解实践情境中的文化时，他们才能找到实施变革的最佳途径，使变革能进行得更持久、更富有意义。

变革型领导力

研究表明，在过去的 20 年里磁性医院对护理实践和患者照护都产生了重大影响，现在磁性认证已在全球范围内获得认可，是杰出护理实践和良好护理结果的标志。磁性模型有 5 个要素，其中 2 个分别是变革型领导力和转化证据与实践（Wolf，Triolo，& Ponte，2008），这些关键的组织特征不仅是获得磁性认证所必备的，也是在医疗服务领域实现空前变革的前提条件。

越来越多的证据表明实施 EBP 从根本上挑战、动摇了关于护理实践的固有观念

（Gifford，Davies，Edwards，Griffin，& Lybanon，2007；Newhouse，Dearholt，Poe，Pugh，& White，2007；Titler，2008）。只有与这类根本性变革密切相关的领导才能被称为变革型领导力。这种领导力是建立在领导者与追随者之间的关系上，领导者与追随者心意相通，共同追求同一目标（Burns，1978），领导者除了能了解自己的价值观和动机并采取行动实现目标，他们还能领会追随者的价值观和动力，并采取行动实现追随者的目标（IOM，2004），领导者和追随者都受到超越其自身利益的共同目标的激励。

变革型领导者的特征

Carless，Wearing 和 Mann（2000）对变革型领导者的行为展开研究，得出以下结论：变革型领导者传达清晰、积极的愿景；他们帮助员工的职业发展；鼓励、认可他人并给予支持；通过营造团队成员间相互信任的氛围，培养他们积极参与、协作互助的精神，增强员工的自主性；具有创新精神，鼓励他人质疑假设，以新颖的思维方式思考；以身作则；富有人格魅力，鼓舞他人提高自身竞争力。研究的成果之一就是"全球变革型领导力量表"，用来评估变革型领导者的行为。

还有一些具有良好信效度的工具可以用来衡量与变革型领导力有关的能力。Kouzes和 Posner（2003）开发了一个可以全方位评估领导力的工具——"领导者习惯行为清单"（Leadership Practices Inventory）。该清单列出了楷模型（变革型）领导者的 5 种习惯行为以身作则、共启愿景、挑战现状、使众人行和激励人心。"多因素领导问卷"（Multifactor Leadership Questionnaire，MLQ – Form 5X）从富有个人魅力的行为、个体发展和智性启迪三方面来全面衡量变革型领导力（Antonakis，Avolio，& Sivasubramaniam，2003）。

变革型领导力对组织有着积极的作用。Cummings 等人（2008，2009）进行了两次深入的文献系统综述，调查有哪些因素会影响领导力、不同领导风格之间的关系以及护理人员和医疗服务环境间的关系。他们认为变革型领导力和与之相关的领导风格是可以被学会的，而且这类领导力对提高护理人员工作满意度、吸引并留住护理人员以及营造健康的工作环境都极有成效。

实施 EBP 是在愿景的激励下发生的变革，而踏上这转变之旅的决定则完全取决于首席护理执行官。他/她必须是刻意做出这一决定，全身心地投入其中，并且认识到向全新的护理实践文化转变通常要耗费三到五年的时间。在踏上变革之路后，机构内各层级的护理领导团队需要共同承担实施变革的任务。在变革的初始阶段要对各领导者的领导力准备度进行全面评估，以确保他们已做好领导变革的准备。

信任

建立并维持信任是五大管理方法之一，而且一直都与变革计划和安全规范的成功密切相关（IOM，2004）。信任是指"受到对方意图伤害的意愿，当双方都认为对方具有足够的能力并且是将对方的利益放在心上时，双方之间的信任度达到最高"（IOM，2004，p. 115）。员工对组织和领导者的信任会给整个组织带来显著成果，如更高的生产率（Rousseau, Sitkin, Burt, & Camerer, 1998）；更高的工作投入和满意度（Laschinger & Finegan, 2005）；良好的商业结果（IOM，2004）；以及积极的工作态度、公民行为和工作表现（Dirks & Ferrin, 2002）。

美国国家医学院（IOM，2004）就转变护理人员工作环境发表了一篇具有里程碑意义的报告，该报告在回顾有关证据后指出，信任是变革型领导者应具备的关键行为，也是重要的情境行为。相关证据表明，信任在组织关系中发挥着重要作用：

- 信任把人、群体和组织联系在一起，员工不求回报也乐意付出
- 信任降低了变革带来的不确定性和不适感，进而加强了员工对变革的承受力
- 信任创造了坦诚开放的沟通氛围，增加了员工之间交流的知识量
- 有下述特点的组织会促进信任的培养：组织自身能力强，成员从其他成员处获得专业知识的能力强，成员的整体能力强
- 领导者和员工之间的信任度是动态变化的，会随着时间推移在双方积极的互动下得以加强

信任的特征

领导者在长时间内表现出的一致行为会赢得他人的信任。信任是在领导者与员工之间的互动中逐渐建立起来的，其本质是基于共同价值观上的人际关系。Maister, Green 和 Galford（2000）共同撰写了一本有关信任的书，堪称经典之作，他们基于信任的四个特征，提出一个用来建立信任的框架。这四大特征分别是：

1. 可信度
2. 可靠度
3. 亲密度
4. 自我导向

他们认为，领导者要想赢得他人的信任必须首先表现出这四个特征。此框架可以帮助领导者评估自己的可信赖度以及护理人员之间或更大型组织内的信任程度。

可信度是这四个特征中最容易实现的。它是通过行为产生的而不是通过言语。可

信度的根基是一个人所表现出的专业性，包括准确性和完整性。对准确性的判定可以从事实型信息、沟通、思维方式和与领导者打交道的经历这几个方面进行确定。对完整性的评估则靠主观感受，说一个人具有完整性通常是指这个人在他人眼里是诚实的。和其他三个特征相比，可信度的建立需要一段时间。

可靠度是指行为所表现出的可信赖性和一致性，很大程度上是指许诺及兑现承诺这一过程的反复进行。领导者在处理一些简单事务时，如回电话、遵守约定、准时开会、按时履行诺言等，员工会下意识地通过他的表现（是否做到及时处理善始善终）来判断其可靠度。

亲密程度是最能影响可信赖度的因素，也是最常见的影响因素。建立信任失败的原因大多是因为亲密关系在作祟。人们会信赖那些愿意与自己交谈、倾诉自己所思所想所见的人。亲密状态是指在情感层面保持诚实的同时又能互相尊重并保持适当的距离。亲密关系更多的是帮助我们了解自己，如果方法得当，建立亲密关系所耗费的时间其实是最少的。但是在不顾及互相尊重和保持适当距离的情况下建立亲密关系往往会引发严重后果。

自我导向是指领导者一心只想着对自己重要的事务，而忽视那些对员工重要的事情。在建立信任的过程中，领导者应少以自我为中心，多把他人摆在第一位，如让员工分享他们对问题的看法，提出开放式的问题，关注如何阐明问题而不是怎么解决问题，采取反思式的倾听方式，并且相信自己作为一个领导者能在互动过程中提供帮助。

员工的参与

员工在转型变革如 EBP 中的参与是专业实践必不可少的组成部分，这需要对领导者、员工和组织系统之间的互动方式进行理念上的转变（Laschinger el al.，2009）。让员工参与决策制定的前提条件是，领导者必须一致认为并假定员工想要参与到其中，他们有能力参与制定影响他们实践方式的决策，而且领导者要认识到员工是组织中最宝贵的资产。

领导者在实践改变的决策过程中扮演着推动者的角色。他们必须"为员工和自己创造安全且不断发展的情境，在这种环境中，对传统控制观（Locus - of - Control）施以较大改变而开展的试验才可以平稳进行，而且专业实践在这种情境下也能得到真正的发展"（Porter - O'Grady，2004，p. 1）。通过这一过程，领导者向员工提供信息、共享知识并授予员工与他们决策权相符的权力。通过与员工建立信任并让他们直接参与决策，领导者们使员工的才能得以充分发挥。此外，让员工参与 EBP 转变的过程能增长他们的主人翁意识，让他们拥有更多的自主权，这也是学习型组织的关键特征（Senge，1990）。

　　领导者将决策权下放到组织最底层并向员工提供相应的信息，赋予他们行动、尝试自己想法的自由，同时员工也对结果负有责任。领导者借此方式释放出员工的潜能，员工也对工作更加投入。在组织发生快速变革的时候，这种做法尤为重要，因为它增强了员工的灵活性、适应性，激发他们不断学习，让他们能更好地处理实践环境中不断变化的需求。员工的自主学习和他们思考的质量是实践环境中的关键特征，而不利于这两大特征发挥的僵硬的管理等级制度也会限制 EBP 项目的开展。

例证

通向 EBP 的道路

　　组织内不同层级的领导者扮演的角色各异。他们的基本职能中有三方面与 EBP 相关：

1. 设立愿景和战略计划，使 EBP 成为组织构成的一部分
2. 帮助员工构建能力，以确保他们具有相应的知识和技能去获取证据、判断证据的强度并将证据转化为实践
3. 为现有和未来员工创建一个鼓励 EBP 应用的工作环境，并保证工作环境的可持续性发展

愿景

　　为打造一个适合 EBP 应用的环境，首席护理执行官要组建一个护理领导者小组，他们将在变革过程中发挥不同的作用。在理想情况下，小组中应有代表各层级领导者的人，包括代表临床一线护理管理者的人。这样来看，设立愿景的过程变得与愿景本身同样重要。在这个过程中，整个小组应明确、协调共同的目标、价值观和理想，对愿景形成主人翁意识，这样有利于管理者们更好地向员工传达愿景。

　　愿景应体现出护理领导者共同追求创造的未来蓝图，还要能回答"如果我们在所设想的世界中成功了，我们会看到什么"这一问题。有效的领导者围绕明确、具体且强烈的愿景改变组织文化，激发员工对工作的投入，让追随者走出自己的舒适区去追求更高的目标。基于愿景制订的战略计划应明确指出向循证护理实践转变的过程中需实现的重大阶段性目标。

能力培养

　　在培养员工能力的过程中，领导者必须处理好以下关键事件，为变革的进行创造条件：

- 协助 EBP 模型的选择
- 建立组织的基础结构
- 移除障碍
- 确保领导者和一线员工都具备 EBP 的知识和技能
- 明确所需资源，保证资源供应，合理分配资源，比如员工学习 EBP 和开展项目所需的时间，图书馆资源，电脑设备，以及与外部专家合作以增强组织内部的专业能力

　　能力培养是制订计划的基础，这项工作可以由设立愿景的小组负责，或分配给由中层领导者组成的独立小组。高级实践护士，如教育护士或临床护理专家，是进行能力培养的理想人选，因

续表

例证

为他们不仅具有深厚的护理知识，还非常了解临床一线的工作。

可持续性发展

通过建立组织的基础结构、创造促进 EBP 应用的工作环境来实现可持续性发展。这需要组织营造重视学习、求知、创新、信任并鼓励勇担风险和共同参与决策的文化，在实践和护理方面的标准中纳入对 EBP 的预期目标，在入职培训中加入 EBP 的内容，建立培养导师的自发机制，并采取激励措施促进最佳证据的应用。实现可持续性发展必须先建设好学习型组织的基础结构，这种组织擅长发挥各层级员工的学习能力和对学习的热情。领导者也因此能积极地管理学习过程，调整护理组织行为，以反映出最佳证据在护理实践中的应用（IOM，2004）。

领导力

数个专业组织和多名研究健康照护服务领导力的专家们已经致力于明确成功的领导者必须具备的基本能力。美国护理管理者协会（American Organization of Nurse Executives）（2005）指出，这些能力包括沟通和建立关系的能力、对医疗服务环境的了解、领导能力、专业素养和商务技能。罗伯特·伍德·约翰逊基金会（Robert Wood Johnson Foundation）（Morjikian & Bellack，2005）指出，若想在当今新兴医疗服务系统中取得蓬勃发展，领导者必须具备以下关键能力：进行有效的人际交往和沟通的能力、勇担风险的能力、创造力、自我认识、激励并引领变革，以及设立战略性愿景。美国护理人员认证中心的磁性认证项目支持变革型领导理论，要求领导者"情商高、理性思考、掌握鼓舞他人的技巧、有同理心、具备感召力、具有战略性眼光和分析能力并在公共演讲时表现出自信"（Mc Cormack et al.，2002，p.99）。

Carroll（2005）研究了护理管理者和女性领导者具备的技能和特征，发现了六个共同点：个体完整性（这点被评为最重要的特征，包括道德标准、自力更生、勇气和坦率的性情）、战略愿景/行动导向、团队建设/沟通技能、管理和技术能力、人际交往能力和个人生存能力/特征。Begun 和 White（2008）所开展的研究进一步丰富了人们对领导力的认识，他们把医疗服务环境视为复杂适应系统并指出面对其中的挑战时需要拥有的领导能力，这包括共同的意义建构、探索精神和建立交往联系的能力。最后，也有人注意到领导者在管理过程中处理伦理问题的能力对实行重大实践变革的重要性

（Murphy，2009）。

到 2020 年，护理领导者应该具备的能力也被给予界定（Huston，2008）。这些必不可少的技能包括：

- 以全球视野看待医疗服务和护理方面的议题
- 拥有处理技术的技能，能够利用移动设备和笔记本电脑进行操作
- 具备基于经验制定决策的专家级技能
- 营造重视质量和安全的组织文化
- 具有政治见解
- 具备高度协作性的团队建设技能
- 权衡实际情况和绩效期望
- 能够预测各种可能出现的情况，并积极主动地去适应变革和混乱的局面

领导者若想在各方面都取得成功必须具备以上提到的所有能力。接下来的讨论将围绕七项关键能力，这些对评估 EBP 领导力的准备度尤为重要。

1. 评判性思维
2. 战略愿景
3. 激励并领导变革
4. 关系建立
5. 情商
6. 驾驭复杂局面
7. 服务型管理

评判性思维

护理管理者负责确保组织的政策、规程和程序是基于证据制定的。评判性思考的技能和分析性思考的思维倾向对于在复杂、技术程度高的工作环境中担当变革型领导者是至关重要的，在这种环境中，护理人员们需要处理大量数据来获取决策所需的信息（Zori & Morrison，2009）。只有在经过深思熟虑并确定证据适用于某实践环境后才能进行证据的转化。基于证据制定组织的各项标准是审慎思考的成果。

评判性思维是一种基本的认知技巧，极大地影响着领导者有关 EBP 的决策。有效的领导者会通过他们的自身行为向他人示范怎样进行评判性思考，同时也期望并支持其他人采取评判性思维。Porter - O'Grady 等人（2005，p. 30）表示评判性思维"简单而言就是领导者系统性且有组织的思考和表达方式，这种方式体现出经过训练的思维

方式"。他们称领导者是在"评判性思维精神"中创造情境的人，这种精神是营造以好奇、求知和探索精神为特征的开放性环境的基础。

在对日常运营中遇到的复杂问题进行评判性分析的同时依然有精力去探索新知识、新想法和新方法，是 EBP 必备的极为重要的领导力（AONE，2005）。Facione 和 Sanchez（1994）在他们经久不衰的研究中发现评判性思考技能包括分析、评估、推论、演绎推理和归纳推理。护理管理者每天都要处理大量的信息，他们运用较高层次的认知技巧做出决定并清楚明确地向组织内外的人员传达任务、愿景和价值观。"无论护理人员使用的证据是什么性质，来自何处，应用的背景是怎样的"（Profetto–McGrath，2005，p. 369），护理管理者都必须具备评判性思考的技能和思维倾向，如分析能力和开放的思想。

表 2.3 列出了 Porter – O'Grady 等人（2005）提出的评判性思考技能，为护理管理者提供了形成想法、决策和制定行动方案的必要工具。

表 2.3 护理管理者的评判性思考技能

技能	特征	在 EBP 中的应用
阐释	● 理解重要性、价值和含义	● 将 EBP 列为优先事项并明确其对人员和系统的影响
分析	● 发现思维框架与隐含假设之间的结构性关系	● 调查 EBP 问题的起因和转化建议的根据 ● 探究 EBP 的结构、流程与结果之间的关系
推论	● 通过分析得出合理结论	● 通过演绎过程为 EBP 建立或采用一个框架
评价	● 评价结论的可信度和效度	● 为做出转化决定树立信心
解释	● 明确结论的关系和隐含假设	● 清晰明确地阐述循证决策的根据
自我调节	● 提高个人的评判性思考技能	● 发展用于监管和改善个人 EBP 模范行为的技能

资料来源：根据 Porter – O'Grady et al.，（2005）修改。

战略愿景

敢于设想未来的护理管理者会坦然接受变革的不可避免性，欣然迎接新机会，制定新的战略方向，并明确传达令人信服的愿景（Ibarra and Obodaru，2009）。智力资本是建设学习型组织或专注于持续提高开创未来能力的组织所必需的，而对智力资本的投资则需要设立战略愿景（Ceppetelli，1995）。如果领导者具备建立基于证据改善临床实践以提供优质护理的学习型组织能力，那么 EBP 的应用过程就会更加顺利（Newhouse & Melnyk，2009）。

卓有成效的领导者会以身作则地表现出自己对终身学习的热情，他会考虑证据转化的决定对整个组织的影响，他不仅是职业楷模也指导他人培养循证领导力（AONE，2005）。Senge（1990）引入"学习型组织"这一概念提出五项技能要求：即建立共同愿景、自我超越、改善心智模式、团队学习和系统思考。Jeong 等人（2006）指出，从统计学的角度来看，护理人员的这些技能与组织效能之间存在着显著的正相关关系。表 2.4 列出了这五项技能及其在 EBP 中的应用。

表 2.4　在 EBP 中运用学习型组织的五项技能

技能	特点	在 EBP 中的应用
建立共同愿景	● 组织愿景与个人愿景相契合，激发员工对工作的投入	● 让组织始终关注"运用最佳实践的世界会是什么样"这一问题 ● 将愿景的影响力扩展到其他人
个人超越	● 为实现目标而不断提高个人能力	● 将个人的精力集中在效仿 EBP 行为和培养 EBP 文化这两方面
改善心智模式	● 审视影响行动和看问题视角的固有观念	● 质疑影响转化决定的固有假设
团队学习	● 协调团队的整体能力，实现共同目标	● 鼓励团队成员之间的讨论和深度会谈，发现新观点
系统思考	● 认识到决策对现有系统和工作流程产生的下游效应	● 清楚明确地传达世界观，并考虑到变革会如何影响护理人员与系统之间的互动

资料来源：根据 Senge（1990）、Ceppetelli（1995）和 Jeong et al.，（2006）修改。

激励并领导变革

EBP 就是一场变革，这是最重要的一点。它是指为了取得最佳结果而不断搜寻最佳实践方式并将其转化到医疗服务中的过程。不管领导者是否培养 EBP 文化，是否建立支持 EBP 应用的基础结构，或是否带领员工采用因证据转化而被重新设计的工作流程，领导者都是变革的推动者。在医疗服务系统和流程发生巨变的时代，"领导者的出现是为了完成人类群体所面临的三大重要任务：提供指引、激励人心和面对适应性挑战"（Begun & White，2008，p. 240）。

领导变革的必备能力包括：能与他人进行积极有效的沟通，鼓励他人勇担风险、做事积极主动，公开并努力化解抵制变革的力量，激励并留住核心人员，以及营造支持变革的环境（Pritchett & Pound，2008）。若想成功改变工作场所的互动方式，领导者还要懂得灵活变通，具有很强的适应能力。

卓有成效的领导者擅长激发员工对工作的投入，创造适合变革的环境，设立、传达并执行 EBP 愿景（Burritt，2008）。赋予员工权力、鼓励他们形成基于证据的想法并付诸实践，领导者可以通过这种方式培养员工的主动性。员工会感到管理者愿意倾听他们的心声，并且他们提出的意见也的确带来了改变。

肯定式探询

在变革中采用肯定式探询的方法正得到越来越多的认可，它促使系统内人与人之间的社会互动引发创新性的改变（Richer，Ritchie，& Marchionni，2009）。肯定式探询强调用肯定式的问题创造积极的学习环境（Kowalski，2008）。而且肯定式探询还注意到护理人员在积累知识的同时也在创造知识，而这新知识就是创新和变革的源泉。EBP 不仅包括科学证据，也涵盖政治与社会环境之间互相影响所产生的知识、跨学科合作以及协同决策过程中所产生的知识。肯定式探询认为以鼓励肯定的态度让员工的知识、技能和经验得以充分利用是进行组织变革的最佳方式之一。

关系建立

擅长建立关系的领导者有着独特的能力，他们创造的小组和组织所发挥的效用远超过小组和组织各部分的效用之和（Rath & Conchie，2008）。沟通和关系的建立涉及各种技能和行为，包括关系管理、行为影响、欣然接受多样性、共同决策、工作群体的参与、医护人员之间的关系，以及学术中的师生关系等（AONE，2005）。为了创造有利于 EBP 应用的环境，护理领导者要擅长与护理人员、同辈、其他学科的人员、社区的管理者和大学教职员间建立协作关系。在构建基础结构以实现预期目标的过程中，这些合作关系是必不可少的。

领导者应具备的一项关键能力就是懂得如何通过设立、传达共同的 EBP 愿景来影响他人行为。借助合理、令人信服的口头和书面材料将 EBP 的价值传达给患者、临床医护人员和医疗机构，这样的领导者更容易引发需要营造 EBP 文化的变革。善于影响他人的护理领导者向管理机构传播 EBP，向董事会成员宣传 EBP 是如何提高医疗服务的质量、安全和效率的。他们精通如何向医疗机构内外的人士宣传 EBP 的种种优势。

"不同的人为了同一目标和共同关注的事情而协作努力，他们所做的贡献更有可能激发富有创造性、能够促成变革的想法"（Shirey，2007，p. 169）。创造一个重视不同观点的环境会让EBP项目收获更多的成果。建立强大的联盟需要从建立关系、提高沟通技能和对人力资源的投资三方面入手。懂得包容理解的领导者更会与人交流，如果有这样的领导者参与EBP项目，那么护理小组和跨学科团队在共同开展项目时就会取得更大的成功。

医疗机构的护理领导者（无论他所处环境的资源是丰富还是贫乏）还可以与在社区工作的护理领导者建立互惠关系。例如，在乡村小型医院里工作的领导者，他们也许无法获得培养并维持EBP文化所需的最前沿的知识资源，但如果他们与拥有丰富资源的学术医疗中心的领导者建立关系就可以弥补资源上的空缺。这种关系的建立为分享信息、提供指导和沟通交流创建了平台，这带来的种种益处远远超过EBP产生的积极效果。

医护人员之间维持良好的关系也有助于信任的建立，同时还利于与医生开展的EBP项目进行合作。医疗服务大多涉及数个领域，改变某个领域的实践方式肯定会影响到其他学科的实践。鉴于医疗服务的过程也都是由团队完成，如果护理管理者懂得如何让内科医生对EBP感兴趣、了解有关知识并最终获得他们的认可，那么医疗机构就更容易实现优质的护理服务。

最后，医疗机构的护理领导者还要掌握与在学术环境中工作的护理领导者间开展合作的能力，发挥出实践与学术协同增效的作用，保证在这两种环境中培养出的护理人员都具备出色的EBP能力。如果这两类护理领导者间未能建立起联系，则很可能培养出的护理人员EBP技能会落后于实践环境所需的技能，或者培养出的EBP导师不具备相应的技能，不能成为EBP中的行为典范。

情绪智力

情绪智力常被命名为"感知力"，是指"解读并改造政治和社会环境的能力；凭借直觉判断他人的需求、欲望以及优缺点的能力；压力之下依然泰然自若的能力；富有魅力、能够吸引其他人的能力"（Stein & Book，2006，p. 14）。情绪智力被视作高级管理人员必备的领导能力，具体表现是：

- 即使在混乱、不断变化的环境中也依然能推动工作关系向着积极的方向发展
- 激发员工追求卓越和奉献的激情
- 建立信任
- 影响他人，激发他们思考如何在实践中应用知识（Bulmer – Smith，Profetto – McGrath，& Cummings，2009）

Goleman，Boyatzis 和 McKee（2002）在他们的经典著作中将领导者的情绪胜任力分为四大类，即自我觉察、自我管理、社会觉察和关系管理。表 2.5 对这四种能力的表现方式和在 EBP 中的应用进行了概述。

表 2.5　领导者的情绪胜任力在 EBP 中的应用

胜任力	表现方式	在 EBP 中的应用
自我觉察	● 察觉自己的情绪 ● 准确的自我评估 ● 自信心	● 视 EBP 为指导原则，热情坚定地传播 EBP 理念，认识到自己对他人产生的影响并欣然接受各种反馈 ● 自信，在预见 EBP 文化时了解自己在其中所发挥的作用
自我管理	● 自控力 ● 真实 ● 适应力 ● 成就内驱力 ● 主动性 ● 乐观	● 面临复杂变革时表现沉着镇定，为人真诚，应对培养 EBP 文化带来的挑战时能灵活应变，重视持续学习，创造实施最佳实践方式的机会，以乐观心态展望未来
社会觉察	● 同理心 ● 组织察觉 ● 服务定向	● 敏锐感知到 EBP 所导致的组织文化的变化对他人情绪的影响，主动听取不同的观点 ● 具有政治敏锐性，利用重要关系赢得组织对 EBP 的支持 ● 密切关注 EBP 的结果，确保患者和员工的满意度
关系管理	● 感召力 ● 影响力 ● 促进他人成长 ● 推动变革 ● 冲突管理 ● 团队合作与协同	● 感召他人为同一个 EBP 愿景而奋进，吸引利益相关者，培养员工应用 EBP 的能力 ● 倡导 EBP，处理过渡期可能出现的冲突 ● 作为团队成员与其他人共同努力，激发他人对 EBP 的投入

资料来源：根据 Goleman，Boyatzis，& McKee（2002）修改。

驾驭复杂局面

Begun 和 White（2008）提出可三种相互关联的能力，即共同的意义建构、探索精神和建立联系的能力。这三种能力可以帮助护理领导者应对复杂情境，如将 EBP 作为一部分整合进健康照护机构中。

共同的意义建构

Weick（1995）使用"共同的意义建构"（Shared Sensemaking）这一术语来描述导

致共享情境意识的组织社会行为。"共同的意义建构让参与者了解问题的本质和机会，并能提出创新性的解决方案"（Begun & White，2008）。善于建构意义的领导者们从过去的经历中学习，积极关注与他们参加的活动有关的事件，使用共享的意义和共享的经验指导组织进行决策，不断完善他们的理解力，并"在面对不确定情况或过多信息时……简化他们所需的信息以做出合理、及时的决定"（Leedom，2001，p. 11）。

对于培养 EBP 文化的领导者而言，为什么共同的意义建构是其应具备的重要能力呢？在进行 EBP 的过程中，由个体组成的团队需要对证据进行调查、分析、综合和转化，为完成这个任务，他们要对同一局面形成共同的认识、找到共同的方向。在遇到不明确或不确定的情况时需要领导者对此进行意义建构。领导者通过激发员工持续学习的积极性、要求他们在护理时采取知情决策的方式来重塑不断变化的实践环境。

探索精神

探索精神促使领导者更深入地了解他所面对的复杂挑战。探索意味着不受限制的全面搜索，这能让人发现促进成长和变革的创新性角色和机会（Begun & White，2008）。卓越高效的护理领导者会以全球化的视野看待医疗服务和护理行业中的问题，他们不仅意识到文化的多样性特征，也欣然接受各种文化。他们在决策时同样会考虑到文化因素。

卓越高效的 EBP 领导者会搜寻构建并维持 EBP 基础结构的最佳方式。受人信赖的领导者通过向组织内的其他人员提供如何成功培养 EBP 文化的信息来赢得他人的尊重。他与最有可能受益于这些信息的个体和团队分享这些知识，与他人展开深度会谈，向他们学习取经。

建立联系的能力

在复杂环境中工作的领导者熟知如何在组织的基层、中层和顶层之间和各层级内部形成牢固的人际网络，懂得如何建立新的关系、增强已有的联系（Ford，2009）。他们鼓励各部门进行沟通交流，培养系统思考的习惯，并让员工认识到系统各部分间的互动会产生一系列的结果。作为跨学科团队的核心，护理人员尤其擅长在团队成员、患者、家庭和医疗机构间建立关系，他们自然也是领导 EBP 的最佳人选（Begun & White，2008）。

卓越高效的 EBP 领导者会帮助他人通观全局，了解不同事件和不同人之间的相互联系。他们会扫清知识共享过程中的障碍，鼓励多元化的团队携手合作以实现共同目标（Rath & Conchie，2008）。他们还能够消弭团队成员间的差异，促进融洽关系的形成。实现有效的证据转化所需的员工对变革有着共同的理解和共同的投入。在关系建立的过程中所获取的人脉可以确保领导者跳出自我兴趣点，尊重他人意见，能够发现不同团体之间的共同之处。

服务型管理

护理领导者的性格特征和所遵循的伦理准则对护理实践和临床护理方式的改变产生着重要影响（Murphy，2009）。服务型管理能力强调护理领导者的伦理准则。服务型管理是一种以促进价值观为基础的临床实践，表现为尊重患者的尊严和自我决定权，促进平等和公正。具体而言，它是指推动尊重个体尊严和自主权、促进平等和公平且基于价值观的做法的行为（Murphy & Roberts，2008）。Haase - Herrick（2005）对服务型管理的描述则更贴近实际生活，"在你碰过某个东西后，它应保持原来的状况，甚至可能处于更好的状况"（p. 115）。服务型管理意味着领导者要让他人参与解决方案和行动方案的决策过程，以这种方式转变护理实践。在 EBP 的文化中，服务型管理能够保证实践问题的答案是以证据为依据，并且参与 EBP 的护理人员会在转化证据的过程中考虑护理情景和伦理规范这些因素。

若想成为医疗服务系统和护理行业中的有效服务者，护理管理者需要通过继任规划、持续学习和自我平衡来实现自我管理（Haase - Herrick，2005）。管理者着眼于护理行业的长远发展，而不仅仅将眼光局限于个人任期内的发展，他培养强大的未来护理管理者团队，使他们具备维持 EBP 文化的能力。此外，服务型护理管理者深知要想在 21 世纪成为有效的领导者需要不断提高个人技能和能力，尤其是有关如何阐述实践问题、吸引他人参与解决方案设计这些能力。这样的护理管理者为员工树立了榜样，以身作则说明如何在个人和职业生活之间取得平衡。

Murphy（2009）在讨论护理管理者怎样进行服务型管理时谈到了"探究团体"这个概念，也就是让护理人员组成团队共同参与丰富知识和技能的活动。这种方法对培养 EBP 文化格外有效。服务型护理管理者还认识到实操会改变护理人员的思维方式，所以 EBP 能力的培养也要在实践中进行。

例证

领导力和组织的准备度

在一家有着 380 张床位的社区医院里，新上任的首席护士长（Chief Nursing Officer，CNO）和由护理行政管理者组成的团队在为实施 EBP 制订护理愿景和战略计划时，将获得磁性认证列为他们的关键战略。磁性认证不仅是一项殊荣，更是对组织文化的一次重大挑战。差距分析表明，这家

例证

社区医院缺乏开展 EBP 的基础结构。因此，管理团队将建立 EBP 基础结构定为他们行动的第一步。首席护士长还意识到在建立基础结构前应先评估领导力和组织的准备度。通过评估了解与实践环境相关的情境因素是实施 EBP 过程中极为重要的环节。

护理领导力准备度

管理团队赞同、支持战略目标并将 EBP 视为发展专业实践的一次重要机会。这家医院的护理部主任们已经任职很长时间了，他们的教育程度不一，有人取得了博士学位，有人仅获得了文凭。因此，首席护士长认为管理团队还需要磁性协调员和主管护理研究与专业实践的人。护理部主任对此表示反对，认为这个团队只需要负责运营的管理者。最后首席护士长凭借其关系建立能力和情绪胜任力取得了让双方都满意的结果——磁性协调员和护理研究与专业实践主管会在每月一次的会议上向管理团队提供有关 EBP 战略计划的建议。

护理研究与专业实践主管的职责是平衡理论和实践之间的关系，这既要考虑护理行业的各种实际情况，还要参考科学研究和 EBP 的相关知识。该主管在以下方面都发挥着至关重要的作用：建立 EBP 框架；在护理实践中应用 EBP；协助员工发展、实施 EBP 并传播 EBP 成果；申请用于 EBP 和研究的经费。首席护士长对传统的护理教育部门进行结构调整，将护理教育主管一职改为护理研究与专业实践主管。

创造重视、支持 EBP 的实践环境离不开出色的领导者。他们要有坚韧不拔的精神，在工作中扮演协调员和导师的角色，并在组织构成中纳入 EBP 的愿景、战略和相关的护理研究。首席护士长在进行领导力评估后对护士长的责任范围产生了担忧，很多护士长都是负责两个病区，有些护士长需要听取多达 120 名员工的汇报。尽管护士长很支持 EBP，但他们还要考虑员工对护士长的可见性、可达性和指导作用的期望。最后首席护士长争取到了护理行政管理者的支持，将护士长负责的范围减小到每人一个病区，并在每个病区安排护理教育者协助 EBP 战略计划的实施。

接下来的任务是对领导者进行 EBP 培训，这样他们才有能力为新员工解答、指导有关 EBP 的问题。护理研究与专业实践主管为 EBP 领导力项目申请到了一笔经费，并请来当地大学的六名教师同时也是护理行业的专家指导领导力的培训工作。项目由四个相互关联的部分组成，目标人群是护理行政管理者、护士长及其助理、护理教育者、高级实践护士和临床护理专家。

所获经验

总结这次经历，得出了以下八点重要认识：

1. 愿景需要合适的基础结构和合适的资源予以支持
2. 充分发挥关键岗位人员的能力，激励 EBP 领导者推动愿景和战略的实施
3. 评估行政管理者的领导技能和能力，让 EBP 领导者参与愿景的设立
4. 充分发挥员工和领导者培训带来的热情，推动组织文化的变革
5. 从最基本的事情做起，根据实际情况制定能够达到领导者预期效果的 EBP 培训项目

续表

例证
6. 对 EBP 领导者的工作和投入予以奖励和认可
7. 鼓励行政管理者积极参与 EBP 的培训
8. 向关键参与者和高层管理者团队的其他成员汇报 EBP 工作

组织的准备度

在筹备磁性认证的过程中，领导团队成立了数个委员会，以共同治理的方式创造并维持专业实践环境。大多数床旁护士仅获得了大专学历，他们在校期间从未接触过护理研究或 EBP。因此首要任务是培养他们对 EBP 的兴趣、让他们了解 EBP，而且他们对 EBP 的热情也会感染其他人。

领导团队还成立了护理 EBP 与研究委员会，旨在通过发展 EBP 文化、护理研究和促进证据与护理服务、护理管理相结合的方式来提高护理质量，促进护理学的发展。他们向护理人员介绍 EBP 方法，帮助他们实施循证流程和评价实施后的结果，从而进一步推动 EBP 文化的发展。

在第一年里，委员会的主席由护理研究与专业实践主管担任，联合主席由一名床旁护士出任。尽管这位联合主席缺乏 EBP 方面的经验，但他对 EBP 充满热情，欣然接受了这份重要的工作。委员会还包括一名护士教育顾问（她最近的硕士课程作业是关于研究概念和 EBP）和数名志愿者，他们是护理门诊患者和住院患者的床旁护士，对护理研究和 EBP 抱有强烈的求知欲和极高的热情。委员会在其制定的宪章中还设立了以下目标：选择 EBP 模型，对委员会成员进行 EBP 培训并培养他们成为这方面的专家，负责指导病区里的员工运用证据改进实践方式。

所获经验

总结这次经历，得出了以下重要认识：

1. 医院里获得博士学位的护理研究者能够有效促进 EBP 和护理研究尽早融入组织文化中

2. 委员会成员发现床旁护士 EBP 知识水平的评估结果令人担忧。此时从最基本的事情即培训教育开始做起，以保证每个人对 EBP 的认识和理解是一致的

3. 不要认为一定要有很多本科或硕士层次的护理人员的帮助才能成功吸引其他员工参与 EBP。要确保 EBP 领导者有能力推动 EBP 的发展、创造支持 EBP 的环境，能够提供必需的资源和时间，懂得如何给予员工认可

4. 为促进员工积极参与 EBP、保证他们能够正确理解 EBP，领导者要学会提出问题，积极倾听

5. 挑选对培训员工怀有热情的护理教育者

6. 让员工参与有关 EBP 和研究的决策

7. 充分利用早期阶段取得的成果，给予员工展示工作业绩的机会

8. 开展 EBP 实习工作，使床旁护士有时间和资源参与 EBP 实践并为此贡献一己之力

9. 让护士和护理研究生在 EBP 项目中结成合作伙伴，协同工作

10. 建立 EBP 委员会成员的支持者角色，为其他委员会（如临床实践、护理质量和患者安全）和那些涉及以循证为基础的政策、流程和规程的项目提供支持

结论

无论护理领导者的工作环境如何，实施 EBP 都是一项富有战略意义的事情，这需要领导者具备创造适合 EBP 环境的能力。本章探讨了影响 EBP 在护理实践和护理环境中应用的关键情境因素和领导能力，通过评估这些因素和能力来确定领导者是否已做好了转型变革的准备。

创造促成并维持 EBP 变革的条件，必不可少的一步是了解并评估情境因素和领导能力。营造适合 EBP 发展的学习型环境需要考虑以下重要的情境因素：将医疗服务体系视为复杂适应系统，在此基础上建立新的心智模式；理解组织文化和亚文化；探究变革型领导者的行为；重视信任度的建设，让员工参与决策。

成功创造 EBP 环境与领导者的七大核心能力有关，这些能力也是实施 EBP 所必需的，即评判性思维、战略愿景、激励并领导变革、关系建立、情商、驾驭复杂局面和服务型管理。在通往 EBP 的道路上，重视自我评估和团队评估的领导者会更具有感召力，更懂得如何激励、鼓舞他的追随者们。

参考文献

American Nurses Credentialing Center. （2005）. *The magnet recognition program.* Silver Spring，MD：Author.

American Organization of Nurse Executives. （2005）. AONE nurse executive competencies. *Nurse Leader*，5 （2），pp. 50 – 56.

Anderson，R. ，& McDaniel，R. R. （2000）. Managing health care organizations：Where professionalism meets complexity science. *Health Care Management Review*，25 （1），pp. 83 – 92.

Antonakis，J. ，Avolio，B. J. ，& Sivasubramaniam，N. （2003）. Context and leadership：An examination of the nine – factor full – range leadership theory using the Multifactor Leadership Questionnaire. *The Leadership Quarterly*，14 （3），pp. 261 – 295.

Austin，M. J. & Claassen，J. （2008）. Implementing evidence – based practice in human service organizations：Preliminary lessons from the front line. *Journal of Evidence – Based Social Work*，5 （1 – 2），pp. 271 – 93.

Begun，J. W. & White，K. R. （2008）. The challenge of change：Inspiring leadership. In Lindberg，C. ，Nash，S. ，& Lindberg，C. （Eds. ） *On the Edge：Nursing in the Age of Complexity* （pp. 239 –

262）. Medford, NJ: Plexus Press

Bulmer - Smith, K. , Profetto - McGrath, J, & Cummings, G. G. （2009）. Emotional intelligence and nursing: An integrative literature review. *International Journal of Nursing Studies*, 46 （12）, pp. 1624 - 1636.

Burns, J. （1978）. *Leadership.* New York: Harper and Row.

Burritt, J. E. （2008）. Organizational turnaround: The role of the nurse executive. *Journal of Nursing Administration*, 35 （11）, pp. 482 - 489.

Carless, S. A. , Wearing, A. J. , & Mann, L. （2000）. A short measure of transformational leadership. *Journal of Business and Psychology*, 14 （3）, pp. 389 - 405.

Carroll, T. L. （2005）. Leadership skills and attributes of women and nurse executives: Challenges for the 21st century. *Nursing Administration Quarterly*, 29 （2）, pp. 146 - 153.

Ceppetelli, E. B. （1995）. Building a learning organization beyond the walls. *Journal of Nursing Administration*, 25 （10）, pp. 56 - 60.

Cummings, G. , Lee, H. , MacGregor, T. , Davey, M. , Wong, C. , Paul, L. , & Stafford, E. （2008）. Factors contributing to nursing leadership: A systematic review. *Journal of Health Services Research and Policy*, 13, pp. 240 - 248.

Cummings, G. G. , MacGregor, T. , Davey, M. , Lee, H. , Wong, C. A. , Lo, E. , Muise, M. , & Stafford, E. （2009）. Leadership styles and outcome patterns for the nursing workforce and work environment: A systematic review. *International Journal of Nursing Studies*, 47 （3）, pp. 363 - 385.

Dirks, K. T. & Ferrin, D. L. （2002）. Trust in leadership: Meta - analytic findings and implications for research and practice. *Journal of Applied Psychology* 87 （4）, pp. 611 - 628.

Facione, N. , Facione, P. , & Sanchez, C. （1994）. Critical thinking disposition as a measure of competent clinical judgment: The development of the California Critical Thinking Disposition Inventory. *Journal of Nursing Education*, 33 （8）, pp. 345 - 350.

Ford, R. （2009）. Complex leadership competency in health care: Towards framing a theory of practice. *Health Services Management Research*, 22, pp. 101 - 114.

Gifford, W. , Davies, B. , Edwards, N. , Griffin, P. , & Lybanon, M. A. （2007）. Managerial leadership for nurses' use of research evidence: An integrative review of the literature. *Worldviews on Evidence - Based Nursing*, 4 （3）, pp. 126 - 145.

Goleman, D. , Boyatzis, R. , & McKee, A. （2002）. *Primal leadership: Learning to lead with emotional intelligence.* Boston, MA: Harvard Business School Press.

Haase - Herrick, K. S. （2005）. The opportunities of stewardship. *Nursing Administration Quarterly*, 29 （2）, pp. 115 - 118.

Holland, J. H. (Winter 1992). Complex adaptive systems. *Daedalus*, 121 (1), pp. 17 – 30.

Huston, C. (2008). Preparing nurse leaders for 2020. *Journal of Nursing Management* 16, pp. 905 – 911.

Ibarra, H. , & Obodaru, O. (2009). Women and the vision thing. *Harvard Business Review*, 87 (1), pp. 62 – 70.

Institute of Medicine. (2004). *Keeping patients safe: Transforming the work environment of nurses.* Washington, DC: The National Academy Press.

Jeong, S. H. , Lee, T. , Kim, I. S. , Lee, M. H, & Kim, M. J. (2006). The effect of nurses' use of the principles of learning organization on organizational effectiveness. *Journal of Advanced Nursing*, 58 (1), pp. 53 – 62.

Kitson, A. , Harvey, G. , & McCormack, B. (1998). Enabling the implementation of evidence based practice: a conceptual framework, *Quality in Health Care*, 7, pp. 149 – 158.

Kouzes, J. , & Posner, B. (2003). *Leadership Practices Inventory (LPI)*, (3rd Ed). Hoboken, NJ: Jossey – Bass.

Kowalski, K. (2008). Appreciative inquiry. *Journal of Continuing Education in Nursing*, 39 (3), p. 104.

Laschinger, H. K. , & Finegan, J. (2005). Using empowerment to build trust and respect in the workplace: A strategy for addressing the nursing shortage. *Nursing Economic$*, 23 (1), pp. 6 – 13.

Laschinger, H. K. , Finegan, J. , & Wilk, P. (2009). Context maters: The impact of unit leadership and empowerment on nurses' organizational commitment. *JONA*, 39 (5), pp. 238 – 235.

Leedom, D. K. (23 – 25 October 2001). *Final report. Sensemaking symposium.* Command and Control Research Program, Office of the Assistant Secretary of Defense for Command, Control, Communications, and Intelligence. Retrieved November 22, 2009, from http://www. dodccrp. org/files/sensemaking_ final_ report. pdf

Maister, D. H. , Green, C. H. , & Galford, R. M. (2000). *The trusted advisor.* New York: Free Press.

McCormack, B. , Kitson, A. , Harvey, G. , Rycroft – Malone, J. , Tichen, A. , & Seers, K. (2002). Getting evidence into practice: The meaning of "context." *Journal of Advanced Nursing*, 38 (1), pp. 94 – 104.

Morjikian, R. & Bellack, J. (2005). The RWJ Executive Nurse Fellowship Program, Part 1: Leading change. *Journal of Nursing Administration*, 35 (10), pp. 431 – 438.

Murphy, N. (2009). Nurse leaders as stewards: The beginning of change. *Open Nursing Journal*, 3, pp. 39 – 44

Murphy, N. & Roberts, D. (2008). Nurse leaders as stewards at the point of service. *Nursing Ethics*, 15 (2), pp. 243 – 253.

Newhouse, R. P., Dearholt, S. L., Poe, S. S., Pugh, L. C., & White, K. M. (2007). *Johns Hopkins nursing evidence – based practice: Model and guidelines*. Indianapolis, IN: Sigma Theta Tau.

Newhouse, R. P. & Melnyk, M. (2009). Nursing's role in engineering a learning healthcare system. *Journal of Nursing Administration*, 39 (6), pp. 260 – 262.

Paley, J. (2007). Complex adaptive systems and nursing. *Nursing Inquiry*, 14 (3), pp. 233 – 242.

Plsek, P. E., & Greenlaugh, T. (2001). The challenge of complexity in health care. *British Medical Journal*, 323, pp. 625 – 628.

Porter – O'Grady, T. (2004). Overview and summary: Share governance: Is it a model for nurses to gain control over their practice? *Online Journal of Issues in Nursing*, 9 (1), Overview and Summary. Retrieved February 7, 2010, from www. nursingworld. org/MainMenuCategories/ANAMarketplace/ANAPeriodicals/OJIN/TableofContents/Volume92004/No1Jano4/Overview. aspx

Porter – O'Grady, T., Igelin, G., Alexander, D. Blaylock, J., McComb, D., & Williams, S. (2005). Critical thinking for nursing leadership. *Nurse Leader*, 3 (4), pp. 28 – 31.

Pritchett, P. & Pound, R. (2008). *Business as unusual: The handbook for managing and supervising organizational change*. USA: Pritchett.

Profetto – McGrath, J. (2005). Critical thinking and evidence – based practice. *Journal of Professional Nursing*, 21 (6), pp. 364 – 371.

Rath, T., & Conchie, B. (2008). *Strengths – based leadership: Great leaders, teams, and why people follow*. New York, NY: Gallup Press.

Richer, M. C., Ritchie, J., & Marchionni, C. (2009). "If we can't do more, let's do it differently!": Using appreciative inquiry to promote innovative ideas for better health care work environments. *Journal of Nursing Management*, 17, pp. 947 – 955.

Rousseau, D. M., Sitkin, S. B., Burt, R. S., & Camerer, C. (1998). Not so different after all: A cross – discipline view of trust. *Academy of Management Review*, 23, pp. 393 – 404.

Rowe, A. & Hogarth, A. (2005). Use of complex adaptive systems metaphor to achieve professional and organizational change. *Journal of Advanced Nursing*, 51 (4), pp. 396 – 405.

Schein, E. H. (2004). *Organizational culture and leadership*, (3rd Edition). San Francisco, CA: Jossey – Bass.

Scott, T., Mannion, R., Davies, H. T. O., & Marshall, M. N. (2003). Implementing culture change in health care: Theory and practice. *International Journal for Quality in Health Care*, 15 (2), pp. 111 – 118.

Scott – Findlay, S. & Golden – Biddle, K. (2005). Understanding how organizational culture shapes research use. *Journal of Nursing Administration*, 35 (7/8), pp. 359 – 365.

Senge, P. (1990). *The Fifth Discipline.* New York: Doubleday Currency.

Shirey, M. R. (2007). Competencies and tips for effective leadership: From novice to expert. *Journal of Nursing Administration*, 37 (4), pp. 167 – 170.

Stein, S. J. & Book, H. (2006). *The EQ edge: Emotional intelligence and your success.* Mississauga, ON: John Wiley & Sons Canada, Ltd.

Titler, M. G. (2008). The evidence for evidence – based practice implementation. In R. Hughes, R. (Ed.). *Patient safety and quality: An evidence – based handbook for nurses: Vol.* 1. (Prepared with support from the Robert Wood Johnson Foundation.) AHRQ Publication No. 08 – 0043. Rockville, MD: Agency for Healthcare Research and Quality: April 2008.

Weick, K. E. (1995). *Sensemaking in organizations.* Thousand Oaks, CA: Sage Publications. Wolf, G. , Triolo, P. , & Ponte, P. R. (2008). Magnet recognition program: The next generation. *JONA*, 38 (4), pp. 200 – 204.

Zori, S. , & Morrison, B. (2009). Critical thinking in nurse managers. *Nursing Economic \$* , 27 (2), pp. 75 – 79, 98.

建立组织的基础结构

组织的基础结构是 EBP 建立的根基（Foxcroft & Cole，2003；Newhouse，2007b；Stetler，2003；Titler & Everett，2006）。以证据为指导的实践已经不再是一种备选，而是医疗机构的必要选择，基础结构则是实现证据转化成实践的必要环节（Porter - O'Grady & Malloch，2008）。没有基础结构支撑的 EBP 项目是无法取得成功的。

基础结构包括组织在准备变革的过程中所需要的人力和物力资源，它们贯穿于成功实施 EBP 项目的每个阶段（Greenhalgh，Robert，Bate，Macfarlane，& Kyriakidou，2005；Newhouse，2007b）。本章将围绕护理 EBP 项目的基础结构的建设提出数个策略。

战略计划总览

我们必须以战略性的眼光看待与 EBP 相关的组织内基础结构建设。开展 EBP 需要制订战略计划，设定与组织的使命和愿景相契合的战略目标、具体目标和项目内容，并根据所需的人力和物力资源编制预算。制订一个清晰、周密的针对具体目标和项目活动的计划，阐明实现预期目标的时间、所需的人力、资源和实施方式。战略计划还包括根据实际情况制定的进度表和资源分配方案，指明负责人和预期结果。计划的每一阶段都应有可测量的结果，以利于团队评估计划的进程和实施效果。对于所有值得关注的结果都要从两个方面进行考虑：它的概念性定义是什么（它是什么）？它的操作性定义是什么（怎么测量它）？战略计划的第一步是进行组织的整体评估。

每年的具体目标都可以进行如下设定：第一年进行组织评估和差距分析、编制预算并审议多个可能适用的 EBP 模型；第二年进行导师的教育和培训，明确导师负责的团队或个人；第三年在组织内全面展开项目，将 EBP 列入岗位描述中，为所有护理人员提供 EBP 培训，在入职培训中加入 EBP 内容。表 3.1 说明了有关基础结构建设的活动、目标和进度表。大多数组织都有自己的战略计划模板。对于没有模板的组织，上网搜索关键词"战略计划模板"即可获得各种模板信息。

表 3.1 针对 EBP 基础结构、活动和目标的三年战略计划

活动	目标	第一年	第二年	第三年
组织评估	评估组织对 EBP 项目的需求	X		
预算	为实施 EBP 编制预算	X	X	X
导师	通过组织两次研讨会培养 EBP 导师，并进行导师学员配对		X	
EBP 模型	选择一个适宜的 EBP 模型	X		
EBP 流程	明确 EBP 项目的组织流程		X	
在组织管理中正式建立有关 EBP 的责任制	调整委员会的机构和职能，加入有关 EBP 责任的内容（如 EBP 指导、护理服务标准、改善护理质量、护理研究、员工教育、领导力/管理）		X	
岗位描述	对所有岗位描述进行审查和修订，加入有关 EBP 责任的内容。 根据岗位描述的修改，完善职业发展/专业实践模型 获得人力资源的批准 告知护理人员岗位描述的变动内容 按照新的岗位描述开展评估		X	
护士培训	组织四次研讨会，对护士进行 EBP 流程的培训		X	
入职培训	在新护士入职培训中加入 EBP 内容			X
规章制度与流程	对获批的规章和流程设定证据基础的标准，评级和评分		X	

开展 EBP 的有效策略包括重视领导力、能力建设、基础结构（Stetler，2003）和以理论为导向的方法（Newhouse，2007b）。由于在教学医院（Newhouse，2007b；Newhouse & Johnson，2009；Titler & Everett，2006），农村及社区医院（Burns，Dudjak，& Greenhouse，2009）中的精心规划，EBP 项目才得以成功开展（Newhouse，Dearholt，

Poe，Pugh，& White，2007）和维持（Titler & Everett，2006）。

转变组织文化

在制订和实施战略计划后，领导者应开始思考如何让 EBP 融入组织的灵魂中，怎样转变组织文化。第一步是通过影响组织文化来预示即将到来的组织变革。组织文化是由组织在组织融合、适应外部影响时习得的理念，这个理念成为这个群体的特征，使得组织成员都以这种正确的方式去"理解、思考和感受问题"（Schein，2004）。

就 EBP 而言，组织应不再将研究证据和组织经验作为改变规章与流程时参考的唯一信息来源，而应建立这样的期望——组织内的所有护理决策都是基于证据制定的。改变组织文化和期望对传统价值观念构成挑战，想要实现转变绝非易事。从事临床和管理工作的护理人员都需要改变他们的思维方式，质疑传统，根据证据制定决策，调整固有的行为模式，学会如何综述证据、总结证据，并提出基于证据的推荐建议和实施计划。

探究精神

在 EBP 的筹备阶段，领导者要做好采取新行事方式的准备。这种新方式体现在组织内部使用的交流方式上。领导者鼓励护理人员质疑当前的临床实践，针对质疑提出"我们已有哪些证据"这一问题，并使用与 EBP 相关的词语，如证据寻找、评判、评估、传播和转化。接下来护理人员应根据可获取到的最佳证据来搜寻、总结并提出改变临床实践的做法。例如，实践委员会可能会要求护理人员提供一份基于标准化证据评估系统对证据进行的总结和整体评价。领导者可能会要求护理人员提交一份执行总结，列出支持改变流程的研究型和非研究型证据、组织证据和患者偏好（如针对门诊患者实施新的术前检查流程）。

探究精神是需要培养的。培养的方法多种多样，如领导者通过正式或非正式的渠道要求护理人员对任何护理质量无法改善的过程提出质疑。正式的渠道可以是要求护士按照新标准审查所有的护理程序，这也许就需要护士对各流程或指南所参考的证据进行分级。非正式的渠道包括领导者的示范作用，也就是通过自己的行动向护理人员示范如何提出质疑，如需要进购某种新产品时，领导者要求提供支持该产品临床或经济价值的证据。激发护理人员的探究精神，培养共同愿景，要实现这些目标还需领导者的不懈努力（Estrada，2009）。设立共同的愿景能够激励团队为同一个目标奋斗，勇于承担相应的责任。护理管理者可以通过基础结构的建设来影响探究精神和共同愿景（Estrada，2009）。领导者应鼓励护理人员去积极寻求重要问题的答案，加入多学科团队进行证据的总结，提出临床实践的推荐建议。

组织新文化形成的标志就是 EBP 项目与"确保给予患者最佳的护理服务"的护理愿景（John Hpkins，2009）结合在一起。这样才能使 EBP 的方法和流程深入护理决策制定中。护理部的理念、长期目标和短期目标的制定都应该开始将这种看待护理问题和患者问题的新方式融合进去。

磁性医院认证

"科学指导护理实践"这一理念的兴起离不开磁性医院认证所发挥的重大推动作用。磁性组织是指在护理实践方面有着杰出表现的组织（ANCC，2009a）。磁性医院模型的每个要素中都融合了 EBP 的理念，这些要素分别是：变革型领导力（为实现杰出专业实践设立愿景），结构性授权（推动专业实践发展的方法和流程已就位），专业实践典范（应用新知识和新证据），新知识、创新和改进（应用已有证据、新证据和新方法提高护理质量）和高质量的实证结果（证据的应用对护理人员和患者的影响）（ANCC，2009b）。

希望获得磁性认证的组织通常会将培养循证文化定为它们在磁性认证过程中要实现的目标之一，目标的具体内容则根据差距分析得出的结果而定。在没有 EBP 流程或模型的情况下，开展 EBP 项目需要制订三到五年的战略计划，为 EBP 项目搭建基础结构并培养护士所需的能力。此外，还需要对组织本身进行评估，设定相应的目的和具体目标。开展 EBP 项目也有助于组织提高自身的护理研究能力，而后者正是磁性认证考察的内容之一。

组织评估、目的与具体目标

战略计划的第一步是进行组织评估或差距分析。图 3.1 举例说明了如何开展自我评估，表中的每个问题都是针对 EBP 所必需的基础结构的评估。如考察组织是否具备文献检索能力，是否有导师提供指导，或者护士能否查阅到同行审议的学术期刊。组织评估可邀请 EBP 规划委员会或治理委员会的护理人员逐一审阅表中的问题，询问他们是否认为组织里存在这些问题。最后小组应根据评估结果反映的不足之处展开讨论。

根据组织评估的结果制订未来三到五年战略计划的目的和具体目标。表 3.2 举例说明了一项三年计划所包含的目的、目标、责任和评估方式。基于 EBP 在组织或系统内的实施规模来决定协助 EBP 项目开展的人员，是治理委员会、病区、高级实践护士还是 EBP 的倡导者？在实际情况中，每种方法都能取得成功，关键在于工作的安排是否与组织和项目目标相契合。例如，有共同治理委员会的组织希望临床实践委员会承担协助 EBP 开展的任务。或者护理管理者考虑到研究委员会的护理人员在查阅、评估文献方面会更有经验，而且研究委员会也很积极主动，管理者可以让他们来负责协助 EBP 项目。如果组织里有出色的临床护理专科团队，可以把协助开展 EBP 定为团队的目标，这样既能充分发挥团队的临床专业优势，又能利用团队成员在他们硕士课程中所接受过的有关研究方法的训练。从哪里入手并无对错之分，重要的是要让合适的人承担合适的责任，这样才能使任务不断向前推进。

你所在的医疗机构开展了以下哪些 EBP 活动？

	有	无
1. 护理人员使用研究证据制定患者护理决策	☐	☐
2. 鼓励护理人员使用研究型证据制定患者护理决策	☐	☐
3. 护理人员的岗位描述中包括鼓励护理人员在实践中应用研究结果	☐	☐
4. 明确定义护理所需的 EBP 技能、知识和能力	☐	☐
5. 有使员工了解 EBP 项目的机制	☐	☐
6. 组织内部简讯中有关于 EBP 的内容	☐	☐
7. 医疗机构的内网上突出显示 EBP 内容	☐	☐
8. 病区里张贴有关患者护理的研究论文	☐	☐
9. 护理人员具备文献检索能力	☐	☐
10. 护理人员在其工作环境中可进行文献检索	☐	☐
11. 护理人员在家中能够通过电子方式进行文献检索	☐	☐
12. 护理人员检索文献资料	☐	☐
13. 护理人员使用证据制定规程、政策和流程	☐	☐
14. 护理人员会对研究结果进行评判/评估	☐	☐
15. 有用于评判证据的分级和评分系统	☐	☐
16. 大学附属医疗机构有导师	☐	☐
17. 有 EBP 顾问	☐	☐
18. 医疗机构与专业组织在 EBP 方面存在联系	☐	☐
19. 医疗机构内有 EBP 专家	☐	☐

20. 高级实践护士积极参加 EBP ☐ ☐

21. 有负责 EBP 的 EBP 团队或研究委员会 ☐ ☐

22. 有基于病区工作的 EBP 委员会 ☐ ☐

23. 护理人员经常参加研究或 EBP 会议 ☐ ☐

24. 有 EBP 模型和工具，可供护理人员使用 ☐ ☐

25. 领导者已明确 EBP 项目的范围 ☐ ☐

26. 领导者全心全意投入 EBP 项目 ☐ ☐

27. 已建立相应的机制使护理人员有时间开展 EBP 项目 ☐ ☐

整体来看，EBP 是该医疗机构护理实践的重要组成部分

完全赞同　比较赞同　有点赞同　有点不赞同　比较不赞同　完全不赞同

　☐　　　　☐　　　　☐　　　　☐　　　　☐　　　　☐

注册护士受教育程度：

大专_____%　本科_____%　硕士_____%　博士_____%

你所在的医疗机构针对 EBP 所制定的目标是：

短期目标：_____

长期目标：_____

图 3.1　针对 EBP 基础结构的组织自我评估

表 3.2　三年计划的目的、目标、责任和评估方式（示例）

目的：要实现什么？	责任（目标日期）：由谁负责（何时完成任务）？	评估：如何评估结果？
第一年目标：选择 EBP 模型		
使用模型评判工具评审可能适用的 EBP 模型，选出两个进行试行	（目标日期：2010 年 6 月）从实践委员会、教育委员会、质量改进委员会和研究委员会中各选出两名成员组成小组，该小组与 R. Smith 共同负责第一年的工作	完成模型评估并在 2010 年 6 月向协调委员会提交报告

续表

目的：要实现什么？	责任（目标日期）：由谁负责（何时完成任务）？	评估：如何评估结果？
第二年目标：培养 EBP 导师		
开展为期两天的培训班，旨在培养十名负责开展 EBP 项目的导师	（目标日期：2011 年 12 月）N. Jones 负责	EBP 专家将会评估培训班参与者的技能和知识。参与者也会对其 EBP 能力和学习需求进行自我评估
第三年目标：各部门均要完成一个 EBP 项目		
每个科室都要提出一个重要问题，就该问题检索证据，对证据进行评估、分级和评分，总结证据，提出护理实践的推荐建议，制订推荐建议的实施计划，执行计划并评估结果	科室的 EBP 代表	各科室将向实践委员会报告 EBP 的结果并提交执行总结

　　例如，可以将第一年的目的定为选择合适的 EBP 模型。因此，相应的具体目标是审查、评判和评估多个可能适用的 EBP 模型和工具，此外还要指明这些任务的负责人和完成时间。

例证

寻找合适的 EBP 模型

　　近期，一家学术型急救医院为确定其 EBP 的准备情况进行了组织评估，并对多个可能适用于他们 EBP 计划的模型进行了审查（Newhouse & Johnson，2009）。医院就 EBP 的实施障碍、当前使用的流程、首选的 EBP 流程以及协调 EBP 与组织目的和目标这几个方面提出问题（Newhouse & Johnson，2009）。护理研究委员会就模型的选择设定了以下标准：

- 支持 EBP 的整套流程（提出问题、搜寻证据、总结证据、提出护理实践的推荐建议和评估实施结果）
- 包含流程各阶段所需的工具（如用来评判、分级和总结的工具）
- 指导实施的方向和方法
- 在预期实施的环境中具有可行性（Newhouse & Johnson，2009）

医院选择了两个 EBP 模型并开展试行项目以决定哪个模型更能满足医院的需求。不同的护士小组使用不同的模型开展 EBP 项目，并在他们各自的工作环境中评估模型的效用。评估工具包括：

续表

例证
模型在 EBP 各阶段的实用性、提供的指导是否明确、工具的效用如何，模型的复杂度，与当前流程的兼容性，以及 EBP 参与者的能力水平和积极程度（Newhouse & Johnson，2009）。研究委员会在各小组提交评估结果后选出了最合适的模型。

如上所述，医疗机构应根据自己的需求设定模型的选择标准，而且评估工具要能提供定量（数据）和定性（描述体验的文字）评估，以指导模型的选择。

护理管理者主要负责制订战略计划、分析护理问题、提出前瞻性思考并为实现预期结果创造适宜的环境（AONE，2005）。医疗机构借助自我评估能够发现护士在实施 EBP 时会遇到的困难并据此采取相应的解决措施。然后根据评估结果指出的不足之处制订资源分配计划。

资源

医疗机构需根据 EBP 项目的安排和责任分配情况预估项目所需的资源，这包括护理人员开展 EBP 项目花费的时间预算，护士和协调员/导师的培训预算和整个项目的预算。护理人员从事 EBP 活动的时长通常被计为间接时间（非直接护理患者的时间），鉴于此，团队一定要在项目早期阶段做好详细规划。任何未考虑护理时间因素的计划都不会取得成功。护理人员对 EBP 的热情和投入也会因此大打折扣，他们可能会出于患者的护理需求而停止参加 EBP 项目。

导师

领导者必须考虑如何安排导师对护理人员进行 EBP 领导力方面的培训。为护理人员提供全程的专家支持，这是所有成功项目的共同点。EBP 专家的培养可以通过研讨班、培训会和导师制的形式在医疗机构内部进行（Dearholt，White，Newhouse，Pugh，& Poe，2008；Newhouse，2007a），或通过临床合作关系或学术合作关系实现（Newhouse，2007a；Newhouse & Melnyk，2009）。想要以单一方式在医疗机构内部培养出 EBP 专家是不可能的。关键的一点是选择合适的导师制和培训方法。有些人在结构化的培训项目中学习效果最好，对于他们而言，一到两天的课程附带后续的导师指导会是最合适的选择。其他人也许希望在开展 EBP 项目时得到导师的指导或在 EBP 的某个阶段得到有针对性的指导，如如何检索证据，如何对证据进行分级和评分。

医疗机构根据自身需求选择咨询或聘请（兼职或全职）机构外的专家来弥补内部资源的不足。例如，某医疗机构的护理人员不具备博士学位或研究经验，可以与当地的护理学院建立互利双赢的合作关系，请学院老师每周为护理人员上一到两次课，这样有助于提高护理人员的研究能力和满足能力建设的需要。

物资

EBP 项目也需要物质资源的支持，这包括开展项目所需的空间、工具、电脑、网络和图书馆资源。医疗机构在评估已有资源后需要在战略计划中纳入需要购置的物资，以免编制预算时有所遗漏。购置的物资中有很多可以算作固定资产，因此医疗机构要制订物资购置的商业计划、预算和进度表。

EBP 项目需要利用与证据检索和搜寻相关的图书馆资源，这包括同行审议的学术期刊，用于检索证据的数据库和能帮助员工检索证据的图书馆专家。一般情况下，员工都能获得丰富的图书馆资源，但他们不了解或不具备利用资源的技能和知识。图书馆专家则可能不了解护理人员在 EBP 项目中的参与程度。所以在建设 EBP 基础结构的早期阶段让护理人员和图书馆专家建立联系能够极大地加快项目的进展。近期有家医疗机构与图书馆合作，为临床护理人员开发基于 Web 的资源，提供研究报告、文献和其他类型的证据（Pochciol & Warren，2009）。随着越来越多的医疗机构参与 EBP，使用循证决策支持工具的临床信息系统将不断得到发展（Bakken，et al.，2008）。鉴于 EBP 已成为护理标准的一部分，越来越多的医疗机构会出于对床旁证据（Point - of - Care Evidence）的需求而购买已整合有最新证据的综合性医疗记录系统。

衡量成功

护理人员是推动质量改进的核心力量，对于他们而言，流程和结果评价早已不是什么新概念。医疗机构需要在制订战略计划时明确项目形成性评价和总结性评价的标准。形成性评价是指在执行计划的过程中根据项目进展的评估结果、医疗机构的需求和具体情况调整计划或采用新措施。总结性评价是指在项目完成的阶段对项目整体进行的评估，旨在为次年的项目提供有用的信息。

医疗机构应根据项目的发展阶段和具体目标选择合适的衡量标准，如二分式结果（我们选择 EBP 模型了吗？有或没有）或连续型结果（根据调查总得分确定 EBP 的准备程度）。

协作和沟通

如果说基础结构是 EBP 的根基，那么协作和沟通则是连接组织各部分的牢固剂。建立明确的决策流程并让相关人员参与其中是取得成功的关键。此外，还要明确团队或个人所承担的责任，制定沟通和反馈机制。在大多数情况下，改变实践的推荐建议不仅仅会影响到护理流程（如改变跌倒评估和预防措施或使用一项新技术），因此项目团队还要考虑其他学科的人员和利益相关者。尽早开展合作、进行沟通有助于使实践推荐建议获得所有人的认可和接受。医疗机构可借助护理和跨学科论坛规划 EBP 流程，这样所有的利益相关者，不管是护理行业还是其他学科的，都会被考虑进去。

各级护理人员也应参与战略计划的制订过程。想要赢得不同利益相关者的支持并获得他们的意见，护理委员会需要充分发挥成员的不同职能（如负责实践、教育、研究和质量改进的成员）。这个过程也许还会涉及护理行政管理委员会、实践委员会和因项目而特别成立的委员会，以及可能参与批准实践推荐建议的其他学科委员会。尽管很多实践问题都是护理方面的，但仍有一些问题会产生很广的影响面，需要各学科携手合作积极制定解决方案。未来的医疗服务离不开 EBP 中的跨学科合作（Satterfield et al.，2009）。

除了 EBP 参与者之间的有效沟通，护理人员和医疗机构内的其他工作人员也要开展积极的交流。医疗机构可通过多种沟通渠道为员工提供项目进展的有关情况，如：

- 利用机构内网和互联网向员工提供最新的工具、示例和资源
- 在内部简讯中突出显示当前开展的项目和已取得的成果
- 向员工发电子邮件，介绍新证据及其对护理过程的影响
- 组织海报展示活动，介绍成功项目或所获经验

组织的基础结构

组织的基础结构建设意味着要进行大量的规划工作、责任分配和评估，制定符合实际情况的进度表。为确保项目能够得到合适的资源配置，制订计划时还要考虑以下几方面：对护理人员的培训，在绩效标准中纳入 EBP 考核，基于规章制度与流程来规范护理行为，以及在委员会结构中加入 EBP 方面的负责人。下面将逐一简述这五方面。

培训

医疗机构必须定期为护理人员提供基础培训，为 EBP 领导者提供高级培训。每节培训课的目标、时长、内容和教学设计都应符合目标群体的需求，可通过课堂、网络和在线等形式授课。

基础培训课的内容包括：向护理人员介绍组织的 EBP 模型、工具和资源，说明预期工作表现和获取资源的方式，鼓励护理人员积极参与 EBP。每位护理人员均应在一年内通过年度能力培养计划完成基础培训课程。与此同时，入职培训也应涵盖这些内容，这样新员工和其他护理人员都能接受到同样内容的培训。在所有护理人员完成基础培训课后，医疗机构可以将此定为入职培训的必修课程。

EBP 领导者接受的高级培训课程应包括与 EBP 使命、愿景和战略计划有关的知识、技能和态度方面的培养，EBP 方法的介绍（如可复制的证据检索方式、评判性的评价、证据分级和评分系统的运用、发展实践建议和对实施过程进行评价的方法），如何指导员工和管理者、如何协助团队工作等。

绩效标准

在岗位描述、绩效考核和职业进阶制度中设定明确的绩效标准有助于在医疗机构内贯彻 EBP 标准。岗位描述中通常会列出"为患者提供优质护理"这条要求，但却未具体说明对护理人员相关的 EBP 要求。因此，明确指出对 EBP 参与者或领导者的期望并将这些期望纳入绩效考核和职业发展计划中可以突显医疗机构对科学实践的重视。

有些医疗机构设有职业进阶制度或临床进阶制度以区分新手和护理专家，并在岗位描述中列明对不同级别的 EBP 实践能力的要求。有些医疗机构对护理人员采用统一的岗位描述，并利用临床进阶制度来区分不同级别的 EBP 实践能力。无论是哪种方式，医疗机构都可借助模板制定绩效标准。

举个例子，医疗机构对护理新手的工作期望可以定为：辨别重要的临床问题，解释护理流程或决策的制定原因，完成 EBP 基础培训课程。对有经验的护理人员的期望可以定为：参与 EBP 项目，提出问题，与团队一起检索、评审证据并提出临床实践的推荐建议。对高级实践护士的期望可以是担任 EBP 导师或协助完成 EBP 项目。对护士长的期望是培养病区内的 EBP 文化，分配 EBP 所需的资源。护理人员在年度绩效考核中需要完成自我评价，阐述他们是如何达到绩效标准，并在职业发展计划（如有的话）中确定下一阶段的职业目标的。

政策、程序和指南

每家医疗机构都有用于制定、审查政策与程序的组织和过程。随着基础结构的逐步建成，医疗机构应在这些政策和流程中纳入证据的使用和记录标准。证据的来源和分级也应在新的政策、程序、指南和其他标准的制定中有所体现。除定期评估现有政策、程序和指南外，医疗机构也要对证据的来源和分级系统进行审查并作相应的修改。

像政策、指南这类重要的文件都会列出证据的参考文献，但并不像 EBP 项目中得出的证据一样，是经过缜密的系统综述和分析产生的。通常情况下，开展 EBP 项目不可能完全按照这类文件规定的每个步骤进行。但随着时间推移，这类文件的证据基础会慢慢扩大。在对有明确临床问题的特定领域进行常规审查时可以选择性地使用 EBP 流程。医疗机构在每次审查政策、程序、指南和其他标准时也可以提出有关的临床问题，借助 EBP 流程找到问题的答案，逐步增强这类文件的证据基础。

组织结构中的 EBP

医疗机构必须在组织内部制定与 EBP 责任制相符的流程，这些流程不仅要符合机构的规范和层级，也要与批准 EBP 推荐建议的委员会或人员建立联系。医疗机构可以让 EBP 指导委员会中主管 EBP 项目实施的代表或某个特别委员会负责这方面的工作。医疗机构在分配好责任、明确项目目的、目标和预期完成时间后要加入有关 EBP 的责任来调整委员会的结构和职能（见表3.3）。

表 3.3 委员会 EBP 职能

护理标准委员会：制定并审批规章制度、流程和指南，其中包括对所有已审批的规章制度进行的证据分级
质量改进委员会：实施并评估 EBP 项目中与重要临床问题有关的实践建议
研究委员会：制定并维持 EBP 流程或工具，并在 EBP 项目未能对临床实践提出明确建议时展开研究

续表

护士培训委员会：提供与 EBP 推荐建议有关的新程序或实践的培训
管理委员会：分配和评估 EBP 基础结构，编制、审批 EBP 流程的预算，包括间接护理时间（不含直接护理患者的时间）

医疗机构应定期评估组织的基础结构，每年至少一次，保证基础结构能够满足医疗机构和护理人员的需求。例如，在基础结构建设计划的第二年让研究委员会负责 EBP，因为研究委员会的护理人员具备更强的文献阅读能力，等他们熟练掌握后再将 EBP 的责任转交给实践委员会。

结论

培养 EBP 能力需要医疗机构重视基础结构的建设。机构在完成组织的基础结构评估后要根据差距分析的结果或发现的不足之处制订战略计划。计划的目的和具体目标应与医疗机构和护理的使命、愿景相协调，选择合适的策略，在三到五年里建立起基础结构。

基本策略涉及人力和物力资源两方面，如提供 EBP 导师，培养护理人员的 EBP 技能、知识和能力，获得协助护理人员开展 EBP 的工具，开发物力资源，如协助证据检索的图书馆资源、开发 EBP 流程的记录系统。随着 EBP 流程的日趋完善，机构还要建立有关 EBP 项目的网站、组织 EBP 成果展示会、发表项目文章并定期评估项目结果。适宜的基础结构不仅能为 EBP 项目的实施提供支持，还能吸引更多的护理人员参与到 EBP 中。

参考文献

Am erican Nurses Credentialing Center（ANCC）.（2009a）. Magnet recognition program overview. Retrieved November 26，2009，from http：//www. nursecredentialing. org/Magnet/ProgramOverview. aspx

American Nurses Credentialing Center（ANCC）.（2009b）. Announcing a new model for ANCC's magnet recognition program. Retrieved November 30，2009，from http：//www. nursecredentialing. org/Magnet/NewMagnetModel. aspx

American Organization of Nurse Executives（AONE）.（2005）. AONE nurse executive competen-

cies. Nurse Leader, February. Retrieved November 16, 2009, from http：//www. aone. org/aone/pdf/February%20Nurse%20Leader—final%20draft—for%20web. pdf

Bakken, S. , Currie, L. M. , Lee, N. J. , Roberts, W. D. , Collins, S. A. , & Cimino, J. J. (2008). Integrating evidence into clinical information systems for nursing decision support. *International Journal of Medical Informatics*, 77 (6), pp. 413 – 420.

Burns, H. K. , Dudjak, L. , & Greenhouse, P. K. (2009). Building an evidence – based practice infrastructure and culture：A model for rural and community hospitals. *Journal of Nursing Administration*, 39 (7 – 8), 321 – 5.

Dearholt, S. L. , White, K. M. , Newhouse, R. , Pugh, L. C. , & Poe, S. (2008). Educational strategies to develop evidence – based practice mentors. *Journal for Nurses in Staff Development*, 24 (2), 53 – 9; quiz 60 – 1.

Estrada, N. (2009). Exploring perceptions of a learning organization by RNs and relationship to EBP beliefs and implementation in the acute care setting. *Worldviews on Evidence – Based Nursing*, 6 (4)：200 – 9.

Foxcroft, D. R, & Cole, N. (2003). Organisational infrastructures to promote evidence based nursing practice. *Cochrane Database of Systematic Reviews (Online)* (4), CD002212.

Greenhalgh, T. , Robert, G. , Bate, P. , Macfarlane, A. , & Kyriakidou, O. (2005). *Diffusion of innovations in health service organizations：A systematic literature review*. Massachusetts：Blackwell Publishing Ltd.

The Johns Hopkins University, The Johns Hopkins Hospital, and Johns Hopkins Health System. (2009). Nursing and patient care services, The Johns Hopkins Hospital：Mission. Retrieved November 26, 2009, from http：//www. hopkinsmedicine. org/administrative/nursing. html

Newhouse, R. P. (2007a). Collaborative synergy：Practice and academic partnerships in evidence – based practice. *The Journal of Nursing Administration*, 37 (3), pp. 105 – 108.

Newhouse, R. P. (2007b). Creating infrastructure supportive of evidence – based nursing practice：Leadership strategies. *Worldviews on Evidence – Based Nursing*, 4 (1), pp. 21 – 29.

Newhouse, R. P. , Dearholt, S. , Poe, S. , Pugh, L. C. , & White, K. M. (2007). Organizational change strategies for evidence – based practice. *The Journal of Nursing Administration*, 37 (12), pp. 552 – 557.

Newhouse, R. P. , & Johnson, K. (2009). A case study in evaluating infrastructure for EBP and selecting a model. *The Journal of Nursing Administration*, 39 (10), pp. 409 – 411.

Newhouse, R. P. , & Melnyk, M. (2009). Nursing's role in engineering a learning healthcare system. *The Journal of Nursing Administration*, 39 (6), pp. 260 – 262.

Pochciol, J. M. , & Warren, J. I. (2009). An information technology infrastructure to enable evidence

– based nursing practice. *Nursing Administration Quarterly*, 33 （4）, pp. 317 – 324.

Porter – O'Grady, T. , & Malloch, K. （2008）. Beyond myth and magic： The future of evidencebased leadership. *Nursing Administration Quarterly*, 32 （3）, pp. 176 – 187.

Satterfield, J. M. , Spring, B. , Brownson, R. C. , Mullen, E. J. , Newhouse, R. P. , Walker, B. B. et al. （2009）. Toward a transdisciplinary model of evidence – based practice. *The Milbank Quarterly*, 87 （2）, pp. 368 – 390.

Schein, E. H. （2004）. *Organizational culture and leadership*, （3rd ed）. San Francisco： Jossey – Bass.

Stetler, C. B. （2003）. Role of the organization in translating research into evidence – based practice. *Outcomes Management*, 7 （3）, pp. 97 – 103； quiz pp. 104 – 5.

Titler, M. G. , & Everett, L. Q. （2006）. Sustain an infrastructure to support EBP. *Nursing Management*, 37 （9）, pp. 14, 16.

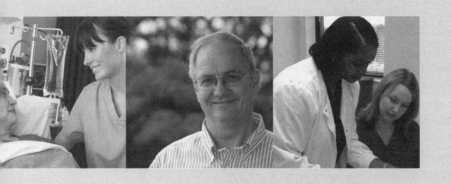

第二部分

培养护理人员的核心能力

  无论在何种医疗机构，EBP 始终是各层级护理人员应具备的核心能力。随着护理知识和技能的不断发展，很多人都关注到在护理实践快速发展超越护理决策制定的时候，如何才能最大化地保证护理人员在多元化的护理实践环境中具备应有的能力（Ironside，2008）。尽管面临着这一重大挑战，但护理人员还是必须要去寻找一种有意义的方式，以搜寻最佳实践证据从而最大限度地改善患者的结局。开展 EBP 需要护理人员掌握专业的知识和技能，从提出可以回答的问题开始，到检索、评价证据，最后决定转化证据的可行性。本章将探讨不同层级的护理人员应具备的核心能力，论述如何将 EBP 能力与磁性认证相结合，描述临床环境中培养核心能力的构建方法，最后探讨有哪些专业发展途径可以确保成功实施 EBP。

EBP 能力与磁性认证

  美国护士认证中心（American Nurses Credentialing Center，ANCC）磁性认证项目列出了实现优质护理服务需要达到的三个目标：在临床中支持专业实践并推动质量改进，明确优质护理服务的理念，在护理服务中传播最佳实践（ANCC，2009）。最新磁性医院模型应包含五大要素，这些要素与 EBP 文化之间存在着互相促进支持的作用，它们分别是：变革型领导力，组织授权，护理专业实践典范，新知识、创新和改进，以及高质量的实证结果（Wolf，Triolo，& Ponte，2008）。

员工培训课程的核心要素

EBP 培训的核心部分取决于医疗机构选择的 EBP 模型，但不管使用哪种模型，护士都需要具备一定的能力。护士能力培养的内容可包括，医疗机构应在岗位描述中列出对 EBP 的期望并传达给护士，提供支持 EBP 的资源，管理 EBP 项目的各阶段，如提出实践问题，检索、评估、综合和转化证据，以及传播实践建议。利用这些课程的内容，可明确护士需要掌握的核心能力。

护理人员的核心能力

近期，一项围绕"护理人员能力"这一概念开展的系统综述中发现七个明显特征：在特定领域应用技能的能力（在本章中指 EBP 领域），就特定结果或能力给予指导，不断提高自身能力，学习者的责任意识，基于实践的学习，自我评估和个性化的学习（Tilley，2008）。虽然提高专业实践能力主要是护理人员自身的责任，但护理管理者也应协助护士在职业发展中提升专业能力（Tabari - Khomeiran, Kiger, Parsa - Yekta, & Ahmadi，2007）。能力培养分为以下阶段：发现内在（如自我满足感）或外在（如工作要求）推动力，为学习者提供必需的资源和支持，为学习者提供运用技能积累经验的机会，学习者反复练习并思考练习过程中遇到的困难，学习者将新技能与已有的知识和技能融会贯通从而具备教授并指导他人学习技能的能力（Tabari - Khomeiran et al.，2007）。

认知学习的过程分为以下六个层次，该经典分类法由 Bloom 等人（1956）首次提出：

1. 识记
2. 理解
3. 应用
4. 分析
5. 综合
6. 评价

有效的 EBP 能力培养计划应能使护士通过这六个层次的学习逐步掌握必备的技能和知识。EBP 能力的获得可通过专业导师指导学习的过程而取得更好的效果。根据

Benner（1984）的经典之作《从新手到专家》（*From Novice to Expert*）中指导的成长干预理论，护理人员要经过五个阶段才能成为临床经验丰富的专家，让经验丰富的护理人员与经验不足的护理人员分享知识——可产生最好的学习效果（Nedd，Nash，Galindo – Ciocon，and Belgrave，2006）。这五个阶段分别是：

1. 新手
2. 进阶初学者
3. 胜任者
4. 精通者
5. 专家

EBP 的基础知识和技能

培养 EBP 能力的第一步是掌握基础知识。新手在实践中将接触 EBP 的基本术语和方法，了解有关的基础知识。他们不仅要吸收新信息，也要在需要时能回想起这些信息。表 4.1 列出了新手必备的 EBP 能力。

表 4.1　新手必备的 EBP 能力

知识

- 定义 EBP
- 描述 EBP 对专业实践典范的重要性
- 列出 EBP 的基本组成部分
- 识别医疗机构使用的 EBP 模型
- 列出可用的 EBP 资源

在对 EBP 有了基本了解和可以理解大多数与 EBP 有关的信息后，新手的能力就达到了进阶初学者的级别。此时他们已经领会 EBP 的理念并将作为团队的一员尝试性地应用所学到的知识和技能（见表 4.2）。

表 4.2　进阶初学者必备能力

理解

- 阐述 EBP 各阶段
- 描述 EBP 和护理质量之间的联系
- 举例说明基于证据的决策
- 描述基于证据改变实践的重要性

> ■ 指出 EBP 与基于经验的实践之间的区别
>
> **应用**
>
> ■ 提出 EBP 问题
> ■ 检索证据
> ■ 获取图书馆资源
> ■ 辨别文献资料的基本类型和证据强度的不同级别
> ■ 使用标准工具分析证据
> ■ 展示有效的团队合作技能

EBP 的中级知识和技能

进阶初学者在经历了 EBP 的相关专业发展指导和体验后，将开始全面发展他们的 EBP 能力。在遇到新情况时能够熟练应用已学知识和技能的护理人员，他们的 EBP 水平已经达到胜任者的级别（见表 4.3），知道如何检索、解读证据，会使用基本的评估和总结工具，并具备提出实践的推荐建议的能力。

表 4.3 胜任者必备能力

> **应用**
>
> ■ 精炼实践问题的范围
> ■ 开展全面文献检索
> ■ 使用标准工具评估研究型和非研究型证据
> ■ 使用标准工具完成证据总结
> ■ 提出如何改变系统/流程的建议

当胜任者能越来越娴熟地运用 EBP 知识和技能后，他们应逐渐培养更复杂的分析技巧，也就是认知学习过程中分析级别所要求的技能。EBP 的精通者能够对信息进行详细剖析并探讨证据各部分与整体之间的关系。随着能力的提高，精通者能够识别证据并将多份证据整理成清晰连贯的整体，并据此提出实践的建议（见表 4.4）。精通者是 EBP 团队中的积极分子，也将成长为团队的领导者。

表 4.4 精通者必备能力

> **分析**
>
> ■ 识别错误的论断

续表

- 比较和对比证据
- 区分事实和意见
- 理解常用的数据分析类型
- 论述证据的不足之处

综合

- 基于证据得出结论
- 确定转化证据和实践改变的可行性
- 制订并实施行动计划
- 组建并领导跨学科团队
- 构建可测量的结果

EBP 的高级知识和技能

护理专家有能力将所有部分组成为一个整体，具备认知学习中综合级别所需的技能。他们在证据分类、综合证据以及制订改进结果的流程方面具备专业级别的水准（见表 4.5），能够独立开展 EBP 项目并根据审查的证据做出决策。

获得硕士学位的专科护士，如临床护理专家，他们不仅在护理方面发挥着作用，还扮演着行政管理者、教育者和顾问等诸多角色，正因为如此，他们对知识转换的各阶段都产生着影响（Kring，2008）。在临床护理专家的岗位上培养护士的 EBP 高级知识，可使这些护士成为理想的 EBP 改革的代理人。

表 4.5 专家必备能力

综合

- 将证据整合为清晰连贯的整体
- 基于证据重建新观点
- 经过复杂的统计分析得出结论
- 将不同领域的知识联系起来
- 组织团队活动，实现目标

评价

- 形成利益相关者的分析
- 开展机构评估
- 制定项目管理方案
- 管理项目

- 确认优质数据来源
- 作为 EBP 的改革代言人提供服务

图 4.1 形象地展示了这五个级别的护士所必备的 EBP 核心能力。

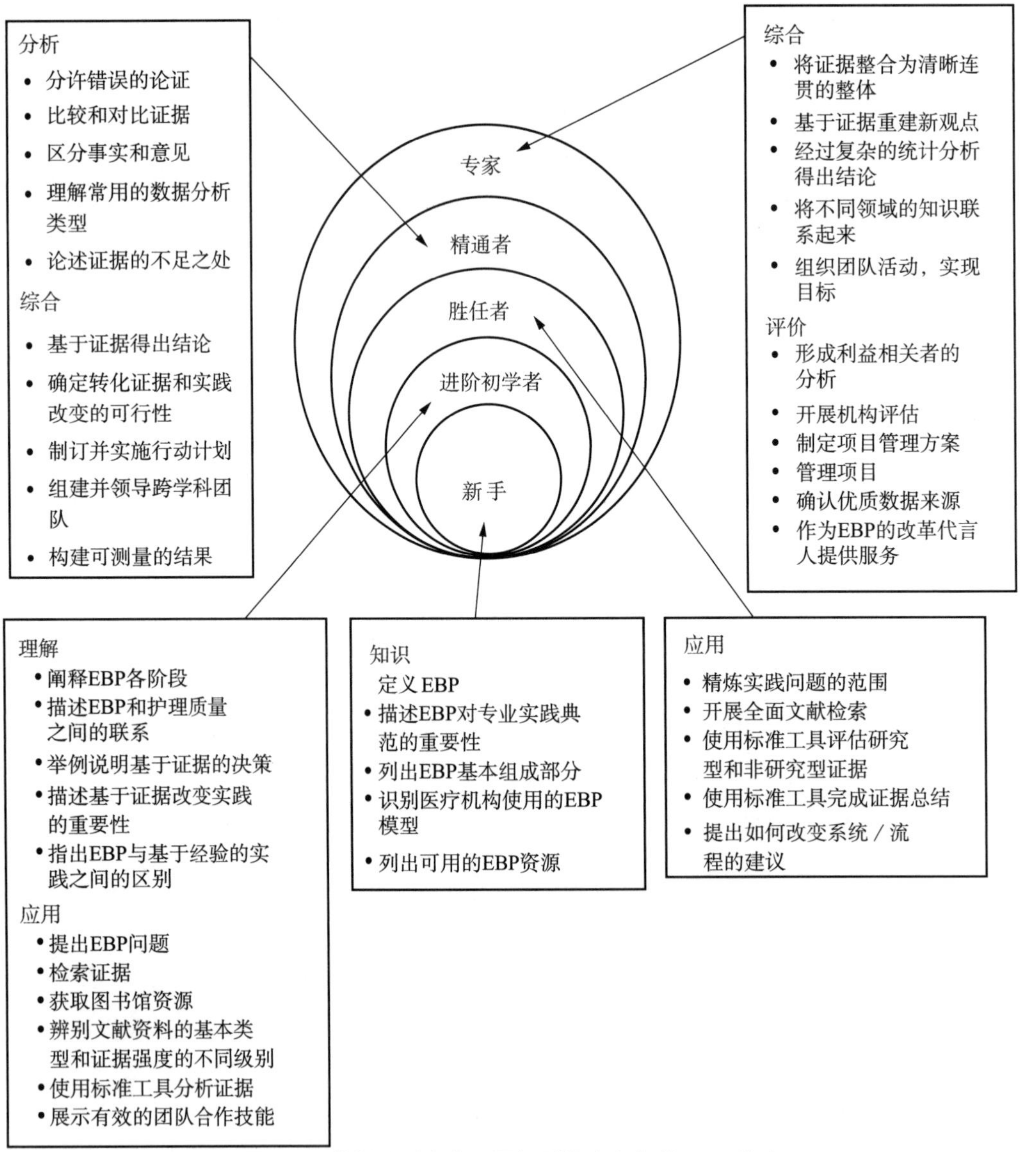

分析
- 分许错误的论证
- 比较和对比证据
- 区分事实和意见
- 理解常用的数据分析类型
- 论述证据的不足之处

综合
- 基于证据得出结论
- 确定转化证据和实践改变的可行性
- 制订并实施行动计划
- 组建并领导跨学科团队
- 构建可测量的结果

综合
- 将证据整合为清晰连贯的整体
- 基于证据重建新观点
- 经过复杂的统计分析得出结论
- 将不同领域的知识联系起来
- 组织团队活动，实现目标

评价
- 形成利益相关者的分析
- 开展机构评估
- 制定项目管理方案
- 管理项目
- 确认优质数据来源
- 作为EBP的改革代言人提供服务

专家

精通者

胜任者

进阶初学者

新手

理解
- 阐释EBP各阶段
- 描述EBP和护理质量之间的联系
- 举例说明基于证据的决策
- 描述基于证据改变实践的重要性
- 指出EBP与基于经验的实践之间的区别

应用
- 提出EBP问题
- 检索证据
- 获取图书馆资源
- 辨别文献资料的基本类型和证据强度的不同级别
- 使用标准工具分析证据
- 展示有效的团队合作技能

知识
定义EBP
- 描述EBP对专业实践典范的重要性
- 列出EBP基本组成部分
- 识别医疗机构使用的EBP模型
- 列出可用的EBP资源

应用
- 精炼实践问题的范围
- 开展全面文献检索
- 使用标准工具评估研究型和非研究型证据
- 使用标准工具完成证据总结
- 提出如何改变系统／流程的建议

图 4.1　从新手到专家不同级别护士必备的 EBP 能力

EBP 核心能力的构建

护士 EBP 核心能力的构建应包含以下方面：领导力、授权、专业实践、创新与新知识的产生、实现预期结果和结果的可持续性。

领导力的构建

把证据转化为实践将彻底改变医疗机构的现状，这要求领导者不仅要有远见卓识和影响力，还要精通护理领域的专业知识。这些领导者深知学习型医疗机构要随着护理实践的持续发展不断改变，才能满足患者、家庭和社区的需求。变革型领导者会向医疗机构阐明支持变革的证据，通过与他人分享转化证据的经验来创造新知识。

领导者对 EBP 的支持不仅仅限于提供财力和人力资源。2020 年的领导者应具备的八大能力之一就是基于实证科学制定专家决策的能力（Huston，2008）。根据从研究和经验中收集来的最佳实践方式而做出决策的方式更有可能带来高质量改进的结果。护理管理者通过 EBP 管理获得最优策略，帮助他们做出更好、可信度更高的决策。

领导力的培养课程可以通过在培训中加入 EBP 项目的方式教授护理管理者所需的 EBP 能力，锻炼他们解决重要问题的能力。比如护理管理者小组在 EBP 导师的指导下学习如何用 EBP 的方法解答"12 小时轮班制和用药错误之间是否存在联系"这一问题，在实操中学会 EBP 技能。领导团队（如管理发展委员会和专业实践委员会）可以借助在工作中开展 EBP 项目的机会练习、提高护理管理者的 EBP 能力。

授权的构建

磁性模型的要素之一是结构性授权，它与 EBP 流程之间有着协同增效的作用。授权，也就是赋予某个人其所在职位的权力，这是取得 EBP 项目成功的必要环节，项目的成功同样也会促进医疗机构内的授权行为。正式的权力是由职位本身产生的权力，非正式的权力则源于护理人员之间的同事关系，这两种权力都能促使护理人员从机会、信息、支持和资源四个方面获得授权（Knol & van Linge，2009）。护理人员在 EBP 活动中学习、成长，掌握提高工作效率所需的专业知识和技能，从反馈意见和领导者的指导中获益，获取到所需的人力和财力资源以进行基于证据的护理改善。

共同管理

为实现医疗机构目标和优质护理，护理战略计划应包含像共同管理模型这样的内容，以赋予员工权力。共同管理是一套基于证据的管理流程模型，强调员工授权、责任、积极决策和自主性（Church，Baker & Berry，2008）。这个模型既能增强护理人员的自主权和对实践方式和实践环境的控制，又能促进有效的跨学科交流和协作。共同管理模型的这些特征对于证据转化成实践是必不可少的。共同管理模型通过向护理人员提供信息、资源和学习成长的机会，支持他们基于证据的实践行为等方式来授予员工权力（Moore & Hutchison，2007）。EBP 给予护理人员对实践方式发表意见的机会，让他们敢于质疑现状并通过评判性思考和自主决策控制自己的工作（Zuzelo，McGoldrick，Seminara & Karbach，2006）。

　　共同管理的特征（权力、问责制和责任）与 EBP 理念密切相合。在共同管理环境中工作的护理人员拥有团队合作的经验并掌握有一套提高合作和协商的技能（Zuzelo，McGoldrick，Seminara & Karbach，2006）。对于在病区或科室开展 EBP 项目，这套技能极为有用。按照共同管理的方式开展 EBP 项目，护士的满意度和团队凝聚力更高，护士对工作的控制能力更强，这些都利于护士在进行床旁护理时做出更好的决策。

　　EBP 团队是临床护理人员自主决策与团队决策之间的纽带，为病区、科室和医疗机构各层级实现共同决策创造了机会（Kramer et al.，2008）。员工自主性在 EBP 中得到进一步加强。例如，磁性医疗机构通过开展以知识和最佳实践为主的跨学科团队活动来促进员工的自主实践，团队的工作成果为员工自主制定独立和互助的决策奠定了基础（Kramer & Schmalenberg，2008）。美国国家医学院发表的关于护理人员工作环境的开拓性著作（2004）中提议提升护士的自主权，支持护理人员在护理患者时运用 EBP 项目的结果。

专业自主权

　　专业自主权是护理人员"评判、分析过去的经验，发展、运用不同类型的知识和在实践中运用新知识的能力"的自然发展产物（Mantzoukas & Watkinson，2007，p.31）。EBP 提倡在实践中既要应用研究结果也要运用由经验得来的知识。在证据转化阶段，EBP 团队和每位护理人员都要思考把那些基于特定证据的"最佳实践"用于护理特定的患者人群或个别患者是否可行。护理人员经过这一思考过程会将无意识习得的知识和实践方式（主要来自护理人员的工作经验和个别患者的需求）转换成有意识的知识和实践方式，从而证明临床决策的合理性（Mantzoukas，2008）。

专业实践典范的构建

　　专业实践典范是指在实践中运用最佳证据取得最佳的结果。EBP 为实践提供指导，确保护理人员采取符合实践环境的安全且合乎伦理要求的实践方式。专业实践通常都涉及做出判断。明智的判断离不开评判性思考技能，如质疑、分析、综合和得出结论（Newhouse，Dearholt，Poe，Pugh，& White，2007）。参与 EBP 的护理人员在学习、转化专业知识的同时也受到这一过程的影响。医疗机构可以采取多种不同的方式帮助员工学习、转化知识，如组织文献学习小组和多种形式的学习活动。

文献学习小组

大量文章报道文献学习小组是多年来一直有效的方法，可以教授临床医护人员和医学院学生如何阅读、批判性地评价文献（Lee，Boldt，Golnik，Arnold，Oetting et al.，2006；Deenadayalan，Grimmer – Somers，Prior，& Kumar，2008）。近来此种形式也在执业护士和护理学生中得到了应用（Thompson，2006；Steenbeek，Edgecombe，Durling，LeB-lanc，Anderson et al，. 2009）。越来越多的学术机构和医疗机构采用文献学习小组的形式，来培养员工在解读证据转化成实践时所需的批判性评价技能（Thompson，2006）。

随着科技的发展，基于互联网的文献学习小组已在医学院和护理学院中得到广泛应用，这种方式既灵活方便又能让学生控制自学进度（Steenbeek et al.，2009）。尽管这种方法大多用于学术环境中，但它同样可以完善在护理服务环境 EBP 相关的文献学习小组的活动中。互联网这一灵活的媒介在协调不同的文献学习小组方面变得尤为有用。位于不同地点的文献学习小组的成员可以通过互联网探讨大家共同关注的问题。Steenbeek 等人（2009）在这方面展开了一项研究。他们让分布在三个不同地方的文献学习小组的成员通过学习管理系统 Web – CT 参与文献交流活动，并通过电话会议对证据总结进行补充，希望能借助这种方式加强教学效果。有关研究问题的文献被上传到 Web – CT，大家还可以把问题贴在网络黑板上。此外，他们还在证据综合指导活动中采取了视频会议的方式。调查发现，在文献学习小组中使用网络黑板有助于提高学生的文献评判能力。

成功的文献学习小组都表现出一些共同的特征，Deenadayalan 等人（2008）在近期发表的一篇系统综述中指出其以下特征：定期组织活动；强制性参与；有明确的目标；合适的活动时间、地点和激励因素；有接受过培训的文献学习小组的组长负责选择证据、牵头讨论；在活动开始前将文献传送给所有成员；运用互联网进行数据分享并存储数据；使用既定的证据评估流程；总结研究成果。这些特点也符合 EBP 项目的开展背景：即有接受过培训的项目领导者，共同制订的项目计划和明确的 EBP 流程（如 PET 流程）。

成功组织文献学习小组的关键在于协调好员工工作和文献学习小组的活动时间。在门诊医疗环境中持续开展文献学习小组活动是个很大的挑战。时间因素似乎是问题的症结所在，因为门诊护理人员在工作时全神贯注于护理，无暇顾及其他事情。考虑到门诊护理人员和住院部护理人员对 EBP 的需求相差不多，医疗机构决定不采用传统的文献学习小组形式。有一个研究团队（Campbell - Fleming，Catania，& Courtney，2009）成功组建了一个巡回的文献学习小组，帮助门诊护理人员了解 EBP。他们在海报上列出对证据的评判性评价，这些证据都是与护理人员感兴趣的主题有关的。在不同的门诊部轮流展示这些海报，每次持续数周。但巡回的文献学习小组也有不足之处——护理人员没机会对文献进行正式的讨论。不过研究人员指出，调查对象对文献和海报中的评判性评估进行了非正式的讨论。此外，还有一些新颖的方式能让文献学习小组更好地与门诊护理人员的工作相结合，比如在门诊开诊前开展早餐文献交流活动，也可以在午餐时进行，这样门诊护理人员和住院部护理人员就都能参与了。

多模式学习活动

提高 EBP 能力并没有"万全之策"。护理人员的不同职责和经验以及他们实践环境的复杂性和多变性都是护理教育者面临的难题。关于如何培养护理人员的 EBP 能力以实现专业实践典范，护理教育者提出了一系列新颖的培训方式。护理人员可以利用自学材料或线上学习课程了解 EBP 的概念和技能，通过举办互动式的研讨班和 EBP 导师培训活动练习 EBP 技能，为病区或科室开展实际的 EBP 项目做好准备。

Pierson 和 Schuelke（2009）开展了一项试验性研究，他们发给护理人员一套独立的学习材料（包括阅读材料、电子文献检索实操练习、对规章制度的评论材料和课后应用练习）并提供一对一的指导以加强他们 EBP 的实操能力。根据此研究的良好效果，他们总结道："护理管理者和教育者需要让护理人员反复练习学到的知识和技能并为他们提供提高 EBP 技能的机会，这样才能保证知识被内化并形成长久的记忆"（Pierson & Schuelke，2009，p. 175）。研究人员认识到仅仅靠举办 EBP 研讨班是无法培养护理人员所需的 EBP 技能的，能力的巩固和提高依赖于持续的学习活动。

"导师"（Mentor）和"辅导员"（Coach）常互换使用，但其实是两个极为不同的概念。导师给予建议、教授知识，而辅导员的作用则是促进学习者学习或实现学习目标（Fielden，Davidson & Sutherland，2009）。让 EBP 能力高的护理人员担当导师和辅导员的角色可以促进医疗机构内 EBP 专业能力的提升。医疗机构发现，分别担任导师和辅导员的护理人员通过合作能够提高临床一线护理人员的 EBP 技能和知识水平。美国中西部一家学术型医疗中心的护理人员表示，让护理培训专家担任辅导员，让来自不同学术背景的护理教师担任中心的兼职导师，二者的结合促进了 EBP 的运用和 EBP 能力的培养（Jeffers，Robinson，Luxner，& Redding，2008）。

　　参加教育研讨会、讲习班或专科培训班是培养护理人员 EBP 能力的另一种途径。临床技能讲习班和其他培训活动在课程内容中包含 EBP 能力的内容，让护理人员切身体会到了 EBP 在医疗机构中的应用。

<table>
<tr><td align="center">例证</td></tr>
</table>

在神经学专科培训班上学习 EBP

　　约翰·霍普金斯神经学护理专科培训班由三天的培训课程组成，为在神经科学领域有两年或两年以上经验的护理人员提供临床和专业发展的机会。课程内容涵盖一系列神经科学领域的前沿临床主题，如脑深部电刺激术、急性脊髓功能障碍、危机中的家庭护理等。护理人员将花一天半的时间来了解 EBP 的知识和技能，这部分内容是 EBP 的基础，也是磁性认证的要求之一。

　　培训课程的目标如下：

1. 增强护理人员在神经科学领域的临床知识和技能
2. 中层护理人员掌握开展 EBP 项目的知识
3. 通过让护理人员参加实际的 EBP 项目来提高他们的 EBP 技能
4. 让护理人员调查其所在科室有哪些重要的 EBP 问题，促进神经学科领域的专科发展
5. 为护理人员提供运用 EBP 流程的机会，培养他们成为未来的 EBP 项目领导者

EBP 问题

　　在专科培训班上，学员在课程指导老师的引导下学习 EBP 的核心能力。第一天课是介绍 EBP 的定义和重要性，什么是 EBP 流程，怎样提出、阐述 EBP 问题，以及如何评价不同类型的证据。学员还将学习阅读文献的方法并用一篇样本文献进行练习。随后学员们将开始"头脑风暴"，列出他们实践过程中存在的临床问题，并在小组讨论后提出他们一致认为是最值得关注、与神经科危重症患者护理密切相关的问题。课程的目标之一是通过基于证据改变实践方式或修改规程来提高神经学科的护理质量。在课程指导老师的引导下，小组运用 PICO 原则（患者、干预措施、对照和结局）来提出、阐述他们的 EBP 问题（Richardson，Wilson，Nishikawa & Hayward，1995）。

　　神经科学专科培训班提出了数个 EBP 问题，这些已经纳入神经科学护理的实践中，它们是：

- 允许开颅手术患者在术后 48 小时后洗头是否会给患者造成任何不利影响？
- 从清除病原体和预防病原体传播的角度考虑，在家清洗手术衣和在医院清洗手术衣的效果是否一样？
- 对于 8~12 小时轮班制的护理人员而言，避免他们犯错/出事故的最佳实践方式是什么？
- 神经手术患者无法完全闭合他们的眼睛，哪种眼部护理方式能够预防感染、提高患者舒适度并加快双眼闭合的恢复过程？

EBP 研究和分析

　　第一天课的下午时段是在机房里进行的，学员们在图书馆馆员的指导下学习如何提高网上检索技能。学员根据选出的 EBP 问题进行实际的文献检索，小组确定与问题有关的其他类型的证据并分配检索工作。

续表

例证

　　学员在接下来的一周里检索证据并把搜到的所有文献和其他类型的证据交给课程指导老师。指导老师会发给每位学员一套完整的证据材料，随后学员阅读、评价每份证据，为下节课做准备。

　　第二天课持续 4 个小时。通常情况下前两天课之间会相隔两周，让学员有时间练习第一天课的学习内容（证据收集和评审）。在第二天课上，学员将以小组为单位评价每份证据的强度和质量，随后根据证据的整体强度和质量来决定是否改变当前的实践方式。

EBP 的研究成果

　　EBP 研究成果的应用形式有很多种。如果有充足的证据支持实践的改变，那么医疗机构就会修改有关的规程。在这个例子里，神经科专科培训班发现当前使用的在眼睛周围形成密闭腔隙（润滑眼膏和保鲜膜）的方法是降低重症患者眼角膜损伤发病率的最有效方式。在这种情况下，当前的实践方式得到了证据的证实，现有规程也作了相应的修改，以清楚明确地体现这项研究结果。如果没有找到太充分的证据，EBP 小组就会制定指南或相关信息资料，方便科室内的其他护理人员了解这些研究结果。

改变职业生涯的事件

　　学员在课程评价表（"差"到"优异"的分级表）上一直都将神经科专科培训班评为"优异"。他们纷纷表示参与 EBP 让他们学会了如何基于证据影响实践方式，既增强了他们的自主权又提高了专业素养。哪怕是对现有规程做出很小的修改，或者是与同事分享从 EBP 中获得的信息都让他们感到强烈的满足感。凯瑞·琼斯（Kerri Jones）是前面提到的眼部保护 EBP 小组中的临床护士。她在和本文作者的书面通信中描述了她的感受："我们实际上是为每天必做的工作找到了证据基础。现在我们可以肯定地说在眼部周围形式密闭腔隙的措施是最佳实践方式。对于我个人而言，这是个改变职业生涯的事件。我突然意识到工作中的每件事和我在护理患者时的每个步骤绝非规程上的一项要求那么简单。每当我阅读术后规程看到添加上去的在眼部周围形式密闭腔隙的措施时都会感到强烈的成就感。"

创造新知识、创新和改进的构建

　　由于医疗系统和护理流程总在不断发展，护理人员在为患者照护、医疗机构和护理专业创造新知识，实现创新和改进方面负有道德和职业义务（Wolf, Triolo, & Ponte, 2008）。这意味着他们不仅要运用新证据指导实践，还要促进护理学科的科学性和艺术性。实现这一复杂目标需要采用多种方法。

EBP 指导委员会

　　在医疗机构内设立 EBP 委员会以协助进行临床学术研究，能够极大地促进护理人员 EBP 能力的培养。该委员会负责引导、协调培养护理人员 EBP 能力的诸多不同策略的实施。Mohide 和 Coker（2005）从指导委员会的工作中总结出下列以行动为导向的原则：

- 获得医疗机构对 EBP 能力培养的支持很重要
- EBP 能力
- 通过与从事学术研究的护理人员建立合作关系得到加强
- 是不同岗位上护理人员的必备能力，包括临床一线护士，进而增强护理人员的可信赖度
- 促进跨学科合作者之间的交流，增强护理人员对医疗机构内决策制定的影响力
- 明确传达护理人员的共同愿景和主人翁意识
- 在医疗机构选择的 EBP 模型中运用时体现出护理人员对 EBP 关键原则的支持和共识
- 在简单实用的 EBP 模型中得以更充分的发挥
- 委员会运用 EBP 起到表率作用，号召护理人员的 EBP 行为
- 采用不同的策略来培养、巩固护理人员的 EBP 能力，提高成功率
- 重视并认可 EBP 能力强的护理人员，促进 EBP 在医疗机构内的普及

激发并维持护理人员对 EBP 的兴趣关键在于实现上述最后一条原则。在公共场所展示护理人员的成果（如学术活动和 EBP 奖学金项目的成果）是传播专业实践典范的有效方式。

学术活动

护理人员在 EBP 项目中创造和获取新知识的同时也需要医疗机构为他们提供分享知识的机会。医疗机构可以通过发表文章、展示海报、演讲、开展护理交流会和其他具有针对性的活动来分享知识。医疗机构在分享项目成果的同时也让内部人员和外界了解到医疗机构内的持续学习氛围，从而吸引更多的人去学习有关 EBP 项目和传播学术成果。

有老师指导的成果宣传讲习班能更好地培养员工的有效沟通能力，帮助他们通过发表文章、制作海报和口头报告的形式在机构内外传播研究成果。为 EBP 团队提供这种讲习班学习的机会有助于提高员工在证据传播、对外宣传项目成果方面的专业能力。

组织具有针对性的活动，如护理人员学术日和护理交流会，能够帮助护理人员提高传播和沟通 EBP 成果的能力，这不仅能增强医疗机构整体的 EBP 能力，也锻炼了护理人员个人的公众演讲和海报制作能力。医疗机构在举行众多具有重要意义的 EBP 项

目、研究和学术展示活动的同时，也展示了护理人员对专业的贡献，突显医疗机构领导者对学术活动的重视。这些活动也能吸引参与 EBP 项目的其他护理人员，激发他们向同事学习。在专业研讨班和会议上，水平达到精通者和专家级别的护理人员利用分组会议上口头报告的机会和海报展示环节向机构外的专业人士展示 EBP 成果。此外，医疗机构还可以借助这种方式帮助进阶初学者和胜任者水平的护理人员练习他们新学到的演示报告技能。

在临床服务环境中培养护理人员 EBP 能力的另一种有效方法是颁发特别奖项以示对 EBP 工作的认可。表彰发表学术文章和在护理质量、患者安全或服务方面做出创新的护理人员常能激励其他护理人员通过 EBP 提高自身学术能力。医疗机构表彰在循证质量和安全项目及/或研究中创造新知识的护理人员，授予他们含有经济性奖励的奖项也能激励其他护理团队去应用、实践他们的 EBP 知识和技能。

奖学金项目

有数篇文章报道了通过奖学金项目培养 EBP 能力这一方式。亚利桑那大学（The University of Arizona）建立的临床学术模型通过奖学金项目将临床一线护理人员培养成 EBP 导师，提高了医疗机构的 EBP 能力（Brewer，Brewer & Schultz，2009）。这一模型在诸多学院型医疗中心、与教学医院合作的社区医院中都得到成功应用。

EBP 奖学金项目旨在培养护理人员的高级 EBP 能力，成为病区、科室、医院或医疗体系内 EBP 项目的领导者。奖学金项目完成周期为半年到一年不等，接受全职和兼职的护理人员申请。而时间太短的奖学金项目则可能无法保证护理人员有足够的时间去实现培训目标或项目目标。

奖学金项目设有明确的申请资格要求以保证参与者能够顺利完成项目，如申请人必须表现出对奖学金项目的兴趣，有病区护士长的书面推荐信，掌握基本计算机技能，参加过病区或科室的 EBP 项目或者 EBP 或研究应用课程。申请人还要递交能够证明其申请资格的有关文件，例如，在书面陈述信中简要描述当前能力和技能水平，如何通过奖学金项目实现他们的专业目标。由来自不同背景且具备 EBP 胜任者水平的护理领导者组成的小组将根据申请资格要求对申请人资料进行盲审，确保挑选过程的公平公正。

谦虚开明的学习态度和对 EBP 的热情是挑选申请人的标准之一。此外，灵活性/有适应能力、忠诚可靠、关注细节、时间管理能力、有很强的患者服务意识、真诚帮助他人解答 EBP 问题、能接受团队成员的多样性，这些都是考察申请人能否成为 EBP 参与者的重点。奖学金项目参与者之间的协作有助于充分发挥团队成员的优势，实现共同目标。

项目参与者还要承担诸多不同的责任，如领导科室的 EBP 团队，安排会议，主导项目计划的制订，完成任务（如协助小组进行文献检索），吸引他人参与 EBP 项目，教授护理人员 EBP 原则和实践方法，协助领导者解决临床或管理问题，传播成功案例，等等。

奖学金项目在很多方面都起到了积极作用。首先，开展这些项目为时间精力有限的 EBP 团队提供了更多的支持，大大增加了 EBP 项目的成功率。其次，参与者在项目中学到了更多 EBP 知识和技能，他们能在工作中与同事分享这些心得。第三，项目参与者能够接触到其他科室的护士和跨学科人员。最后一点，也是最重要的一点，奖学金项目通过帮助其他人成功完成 EBP 项目推动了 EBP 成果的转化进程。

例证

EBP 奖学金项目的能力培养

参与奖学金项目让我有机会获得 EBP 导师的指导，并能在一个临床 EBP 项目中运用、扩展有关 JHNEBP（Johns Hopkins Nursing Evidence – Based Practice，JHNEBP）模型的知识。我在实践项目涉及的专科领域里没有任何临床经验，而那个科室的护理人员则从未接触过 JHNEBP 模型。我帮助他们掌握开展 EBP 项目所需的知识和技能，他们与我分享临床经验，达到了互惠互利的效果。

对专业发展的尽早投资

在项目的第一个月里，我对科室团队进行 EBP 培训。结果表明，在团队成员的职业生涯中尽早开展这样的培训（分享模型运作的信息，展示如何评价不同类型的文献，在 EBP 项目的每个阶段提供指导）将会使他们获益无穷。对不熟悉的术语（如区分研究型和非研究型证据、常用的统计检验）进行细致的回顾，了解如何发现证据中不一致的地方和缺陷，如何识别重要的研究成果，这些都是团队需要掌握的基础知识。

随着 EBP 流程的进展，护理团队发现开展证据评审和评估的最佳方式是让团队成员先利用 JHNEBP 模型提供的标准工具独自评价分配给他们的文献，然后团队再一起回顾每篇文献。我在团队的互动中扮演协调员和导师的角色，帮助团队成员提高评估技能，增强自信心。随着护理团队水平的提高，他们可以独立地评判文献并在团队内分享心得，团队内的文献交流互动也不再需要我进行过多的协调。他们相信自己的文献综述已为模型的后续阶段奠定了坚实的基础。

所获经验

这次项目不仅丰富了我的团队工作经验，也增强了我对自己 EBP 能力的信心。在项目早期阶段我们就清楚地意识到我们处理的问题是全国医疗机构都面临的问题——什么是清洁、消毒眼科器材的最佳方式？鉴于这个问题的重要性，我们在项目一开始就让科室的领导者参与其中，此外还需要护理管理者发挥他们的作用争取医疗机构的支持，这样才能在医疗机构内所有临床基地实施必要的改变。考虑到医疗机构内并没有统一的眼科器材清洁消毒规定，我们根据检索到的文献

例证

证据提出了相应的实践改变建议。如果领导者未在项目一开始就参与其中，他们就很难意识到有必要去改变当前的实践方式。EBP 的美妙之处就在于，它清楚地体现出实施全面改变的需求不是取决于某个单一团体的意图或偏好。我的另一点感悟是关于奖学金项目本身。作为项目参与者，我曾在短时间内卷入了实践改变建议引发的团队争论中。由于我在这个专业领域里没有临床经验，不具备可信度，如果没有医院领导者的帮助我是无法解决争论涉及的种种问题的。负责管理奖学金项目的中央团队根据我的经历修改了有关提供指导的要求，增加了这项建议：团队中只有临床专家才能与国家级专家直接进行有关问题的沟通。

根据科室团队的使命、愿景和价值观调整 EBP 的教学和指导一直在产生着积极作用。团队成员现已在他们各自的领域里独立开展项目。他们在奖学金项目中的学习经历为其日后能力的提升打下了基础，他们学到的技能也在每个新项目中得到进一步的提高。奖学金项目结束后，我在自己的专科领域里先后领导了三个 EBP 项目，其中一个发展到科室级别的质量改进项目，对全国的医疗机构都产生了影响。

结果管理的构建

EBP 注重结果。正如磁性认证重视能保证取得良好结果的结构和流程，EBP 流程也是如此。EBP 让护理管理者有机会去设计新颖的结构和流程，创造最佳解决方案，以实现临床及/或管理方面关于护理工作、护理人员、患者和家庭以及医疗机构的预期结果（Wolf，Triolo & Ponte，2008）。EBP 对结果管理的支持体现在以下方面：

- 在护理导师的培训中融入 EBP 理念，培养 EBP 能力并加深对证据与结果之间联系的理解
- 使用结构化的沟通方式传播项目成果
- 在持续进行的督导计划中融入 EBP 理念以维持改进结果

在护理导师培训中融入 EBP

鉴于护理学院的课程中已经包含 EBP 的知识和技能，医疗机构应调整对新入职护理人员的工作期望。他们已经学会如何从证据中搜寻临床问题的答案，所以医疗机构应把 EBP 列为新入职护理人员的必备核心能力。如果在入职培训时，新入职护理人员提出和临床有关的问题，却得到诸如"我们一直都是这么做，不打算换种方式"的答复，没有什么比这个更能打击他们的工作热情了。护理导师要在工作中重视证据的价值，在与新入职护理人员接触时表达他们对证据价值的认可。而且护理导师应像新入

职护理人员一样掌握 EBP 流程，这就需要在培训护理导师时教授他们 EBP 知识。

佛蒙特州的护理管理者七年来一直使用 EBP 的方式对护理导师进行强化培训，他们还修改了护理导师在医疗机构中扮演的角色，增加了以下内容：监护人、评估员、教育者/辅导员、工作模范（以身作则）、社交与团队领导者。这一模型突出了评判性思维方式、证据记录和团队领导责任这三方面的重要性（Boyer，2008）。很显然，对护理导师进行 EBP 方面的培训是个双赢的策略。

新入职的护理人员在最初三个月里接受 EBP 能力培训将有助于他们养成终生学习的习惯。在向新入职护理人员介绍医院规程、监督他们进行基于证据的各种操作时，护理导师应告诉他们这些规程和操作方式都是基于证据制定的，鼓励他们提出与临床有关的问题，并在没有已知答案的情况下与新人们一起搜寻证据。

在入职培训和第一年的阶段评价中都要体现对护理人员逐步提高 EBP 知识和技能的考核要求，这些知识和技能可以帮助他们做好参加 EBP 团队的准备。医疗机构为新员工提供多次练习新技能的机会可以增强他们的信心，让他们敢于提出有关临床的种种问题并寻找基于证据的解决方案。

使用结构化的沟通方式传播项目成果

借助例会、网站、以 EBP 为重点的定期简讯或简讯中的专栏宣传 EBP 项目成果，让更多的人了解到 EBP 项目所带来的改进成果。发布 EBP 团队成员的采访，介绍他们所做的努力和取得的成果能让他人意识到 EBP 团队的付出对医疗机构产生的积极影响。分享应用新技术或新规程取得的良好结果可以提高员工遵守规程的依从性。

有数篇研究文章记录了实施 EBP 带来的结果改进（Gunningberg, Fogelberg - Dahm & Ehrenberg，2009；Titler, Herr, Brooks, Xie, Ardery, Schilling et al.，2009；Forbes et al.，2008）。在以 EBP 为重点的简讯或专栏中回顾这些文献可以传播 EBP 对患者结局的影响，借此强调培养 EBP 能力对改善实证结果的重要性。

衡量专业发展计划的成功

对于任何一个能力培养计划，医疗机构都要评估它是否帮助护理人员增加了特定领域的知识、技能和经验。护理管理者可以通过不同方式衡量这类计划是否成功，如能力测试、不同的团队评估法、持续监测结果等等。

任何实践领域的胜任者都具备一些共同的基本能力，即"根据工作所需运用各种技能的能力，对特定结果或能力给予指导，不断提高自身能力，学习者的责任意识，基于实践的学习，自我评估和个性化的学习经历"（Tilley，2008）。护理人员的职责之一就是运用特定技能和知识进行基于证据的实践。本章中定义的特定能力可作为医疗机构制定护理人员需掌握能力一览表时的参考依据，用这个表格可以记录护理人员在指导下掌握的技能。医疗机构应将这些特定能力纳入现有的、针对不同级别护理能力培养的技能一览表中。如果护理人员不能掌握这些能力，他们就应承担相应的责任。此外，他们也要积极寻找在实践中学习的机会。

通过评估 EBP 团队的活动可以判定团队是否有效地应用 EBP 知识和技能。评估可以是自我评估的形式，也可以让更有经验的团队领导者（其他团队的指导员）进行评估。评估时还要注意团队领导者在运用高级 EBP 能力和指导能力这两方面的有效性。在引导 EBP 新人时，领导者的指导能力变得尤为重要，这方面的表现包括亲临指导、坚定果断、积极向上、值得信赖，主动倾听、积极提问以及与他人分享自己的观点（Kowalski & Casper，2007）。

最后，医疗机构还要关注与能力培养有关的 EBP 项目结果。研究结果有没有被转化为实践？在发现证据的缺陷后有没有开展研究项目弥补证据的空白？有效参与 EBP 项目的护理人员占多大比例？EBP 项目组织了多少次展示会，发表了多少篇文章？

不断前行

在培养员工 EBP 的专业能力方面，护理管理者面临着重重障碍。快速改变的环境、新技术、知识爆炸、竞争的重点、时间和人力/财力资源受限，缺乏对 EBP 与患者护理和职责之间联系的深刻认识，这些都是阻碍临床一线护理人员的 EBP 知识和技能发展的因素。变革型领导力，结构性授权，护理专业实践典范，新知识、创新和改进，高质量的实证结果都是促进 EBP 应用的要素。具备这些磁性特征的医疗机构将带领其他机构扫清护理、教育和研究领域中最佳实践转化的障碍。吸引并留住护理人员是医疗机构在 21 世纪面临的一大复杂挑战，在护理实践中培养护士的 EBP 能力势在必行。

参考文献

American Nurses Credentialing Center（ANCC）．（2009）．Goals of the Magnet program. Retrieved August 16，2009，from http：//www. nursecredentialing. org/Magnet/ProgramOverview/GoalsoftheMagnetProgram. aspx

Benner，P.（1984）．*From novice to expert：Excellence and power in clinical nursing practice.* Menlo Park，CA：Addison－Wesley.

Bloom, B. , Englehart, M. Furst, E. , Hill, W. , & Krathwohl, D. (1956). *Taxonomy of educational objectives*: *The classification of educational goals. Handbook I*: *Cognitive domain*. New York: Longmans Green.

Boyer, S. A. (2008). Competence and innovation in preceptor development: Updating our programs. *Journal for Nurses in Staff Development*, 24 (2), pp. E1 – E6.

Brewer, B. B. , Brewer, M. A. , & Schultz, A. A. (2009). A collaborative approach to building the capacity for research and evidence – based practice in community hospitals. *Nursing Clinics of North America*, 44, pp. 11 – 25.

Campbell – Fleming, J. , Catania, K. , & Courtney, L. (2009). Promoting evidence – based practice through a traveling journal club. *Clinical Nurse Specialist*, 23 (1), pp. 16 – 20.

Church, J. A. , Baker, P. , & Berry, D. M. (2008). Shared governance: A journey with continual mile markers. *Nursing Management*, 39 (4): 34, 36, 38 passim.

Deenadayalan, Y. , Grimmer – Somers, K. , Prior, M. , & Kumar, S. (2008). How to run an effective journal club: A systematic review. *Journal of Evaluation in Clinical Practice*, 14 (5), pp. 898 – 910.

Fielden, S. L. , Davidson, M. , J. , & Sutherland, V. J. (2009). Innovations in coaching and mentoring: Implications for nurse leadership development. *Health Services Management Research*, 22 (2), pp. 92 – 99.

Forbes, S. S. , Stephen, W. J. , Harper, W. L. , Loeb, M. , Smith, R. , Christoffersen, E. P. , & McLean, R. F. (2008). Implementation of evidence – based practices for surgical site infection prophylaxis: Results of a pre – and post – intervention study. *Journal of the American College of Surgeons*, 207 (3), pp. 336 – 341.

Gunningberg, L. , Fogelberg – Dahm, M. , & Ehrenberg, A. (2009). Improved quality and conprehensiveness in nursing documentation of pressure ulcers after implementing an electronic health record in hospital care. *Journal of Clinical Nursing*, 18 (11), pp. 1557 – 1564.

Huston, C. (2008). Preparing nurse leaders for 2020. *Journal of Nurse Management*, 16 (8), pp. 905 – 911.

Institute of Medicine. (2004). *Keeping patients safe*: *Transforming the work environments of nurses*. Washington, DC: National Academies Press.

Ironside, P. M. (2008). Safeguarding patients through continuing competency. *TheJournal of Continuing Education in Nursing*, 39 (2), pp. 92 – 94.

Jeffers, B. R. , Robinson, S. , Luxner, K. , & Redding, D. (2008). Nursing faculty members as facilitators for evidence – based practice. *Journal for Nurses in Staff Development*, 24 (5), pp. E8 – E12.

Knol, J. & van Linge, R. (2009). Innovative behavior: The effect of structural and psychological empowerment on nurses. *Journal of Advanced Nursing*, 65 (2), pp. 359 – 370

Kowalski, K., & Casper, C. (2007). The coaching process: An effective tool for professional development. *Nursing Administration Quarterly*, 31 (2), pp. 171 – 179.

Kramer, M. & Schmalenberg, C. (2008). The practice of clinical autonomy in hospitals: 20, 000 nurses tell their story. *Critical Care Nurse* 28, pp. 58 – 71.

Kramer, M., Schmalenberg, C., Maguire, P., Brewer, B. B., Burke, R., Chmielewski, L. et al., (2008). Structures and practices enabling staff nurses to control their practice. *Western Journal of Nursing Research*, 30, pp. 539 – 559.

Kring, D. L. (2008). Clinical nurse specialist practice domains and evidence – based practice competencies: A matrix of influence. *Clinical Nurse Specialist*, 22 (4), pp. 179 – 183.

Lee, A. G., Boldt, H. C., Golnik, K. C., Arnold, A. C., Oetting, T. A., Beaver, H. A. et al., (2006). Structured journal club as a tool to teach and assess resident competence in practicebased learning and improvement. *Ophthalmology*, 113, pp. 497 – 500.

Mantzoukas, S. (2008). A review of evidence – based practice, nursing research, and reflection: Leveling the hierarchy. *Journal of Clinical Nursing* 17, pp. 214 – 223.

Mantzoukas, S. & Watkinson, S. (2007). Review of advanced nursing practice: The international literature and developing generic features. *Journal of Clinical Nursing* 16, pp. 28 – 37. ,

Mohide, E. A. & Coker, E. (2005). Toward clinical scholarship: Promoting evidence – based practice in the clinical setting. *Journal of Professional Nursing*, 21, pp. 372 – 379.

Moore, S. C. & Hutchison, S. A. (2007). Developing leaders at every level: Accountability and empowerment actualized through shared governance. *The Journal of Nursing Administration*, 27 (12), pp. 564 – 568.

Nedd, N., Nash, M., Galindo – Ciocon, D., & Belgrave, G. (2006). Guided growth intervention from novice to expert through a mentoring program. *Journal of Nursing Care Quality*, 21 (1), pp. 20 – 23.

Newhouse, R. P., Dearholt, S. L., Poe, S. S., Pugh, L. C., & White, K. M. (2007). *Johns Hopkins Nursing Evidence – based practice model and guidelines*. Indianapolis, IN: Sigma Theta Tau International.

Pierson, M. A. & Schuelke, S. A. (2009). Strengthening the use of evidence – based practice: Development of an independent study packet. *The Journal of Continuing Education in Nursing*, 400 (4), pp. 171 – 176.

Richardson, W. S., Wilson, M. C., Nishikawa, J., & Hayward, R. S. (1995). The well – built clinical question: A key to evidence – based decisions. *ACP Journal Club*, 123 (3), A12 – A13.

Steenbeek, A., Edgecombe, N., Durling, J., LeBlanc, A., Anderson, R., & Bainbridge, R. (2009). Using an interactive journal club to enhance nursing research knowledge acquisition, appraisal, and application. *International Journal of Nursing Education Scholarship*, 6 (1), Article 12.

Tabari – Khomeiran, R., Kiger, A., Parsa – Yekta, Z., & Ahmadi, F. (2007). Competence development among nurses: The process of constant interaction. *The Journal of Continuing Education in Nursing*, 38 (5), pp. 211 – 218.

Thompson, C. J. (2006). Fostering skills for evidence – based practice: The student journal club. *Nurse Education in Practice*, 6, pp. 69 – 77.

Tilley, S. (2008). Competency in nursing: A concept analysis. *Journal of Continuing Education in Nursing*, 39 (2), pp. 58 – 64, quiz pp. 65 – 66, 94.

Titler, M. G., Herr, K., Brooks, J. M., Xie, X. J., Ardery G., Schilling, M. L. et al., (2009). Translating research into practice intervention improves management of acute pain in older hip fracture patients. *Health Services Research*, 44 (1), pp. 264 – 287.

Wolf, G., Triolo, P., and Ponte, P. R., (2008). Magnet recognition program: The next generation. *Journal of Nursing Administration*, 38 (4), pp. 200 – 204.

Zuzelo, P., McGoldrick, T. B., Seminara, P., & Karbach, H. (2006). Shared governance and EBP: A logical partnership? *Nursing Management*, 37 (6), pp. 45 – 50.

培养护理学生的核心能力

　　护理教育（学术）中的研究活动因 EBP 而更加生动有趣。研究不仅仅是关于"t 检验"或"效度的威胁因素"，它也包括与护理实践有关的研究。研究结果严谨吗？结果和护理实践有关吗？有没有一篇研究论文能解答这个临床问题？

　　在 EBP 流程中，学生综述所能获取到的文献，并就尚未有明确实践建议的临床问题提出新的研究方案。EBP 是一个贯穿全部课程的令人兴奋的主线，它为学生提供了一个有效的检验实践问题并最终促进护理知识发展的过程。

　　各级的护理教育中都包括 EBP 能力的培养。本科学生将学习 EBP 的基础知识和技能：利用电子数据库检索护理文献，评价文献，针对特定临床问题应用 EBP 流程，区分在改善质量和安全中使用 EBP 和在研究中使用 EBP 的差别。在硕士阶段，随着他们掌握越来越多关于文献鉴别和评价的知识，以及临床护理、教育和行政管理方面的建议，他们掌握的 EBP 技能也越来越多。在博士阶段，学生将针对临床问题开展研究项目和顶点项目（Capstone Project），并在课上学习开展这些项目所需的研究方法。本章将探讨护理本科生、硕士生和博士生的 EBP 教学并提出若干建议。

美国护理学院协会质量标准

　　美国护理学院协会（American Association of Colleges of Nursing，AACN）制定了本科和硕士护理教育质量标准，并协助护理学院的院长和主任实施这些标准。1986 年该协会成立了一个全国特别工作组，专门负责明确护理本科毕业生应具备的知识、技能和能力。该协会制定的《专业护理实践本科教育基本要求》（The Essentials of Baccalaureate Education for Professional Nursing Practice）是第一套针对护理本科课程制定的核心标准，并在 2008 年作了修改。此外，该协会也制定了硕士和护理专业型博士课程的质量标准以及护理科研型博士课程的质量评估指标。这些标准是取得护理教育课程认证的基础，所有的护理课程内容都必须按照协会的标准进行制定。美国国家医学院（2003）和美国国家学院下属的美国国家科学研究委员会（National Research Council of the National Academies）（2005）号召对所有医疗领域的教育课程进行全面的结构调整，让未来从业者具备在信息系统、质量改进、EBP 和患者安全方面进行跨学科实践的能力。

护理本科生的核心能力

在本科阶段教授学生 EBP 知识有助于他们养成终生学习的习惯，掌握持续学习的方法。在约翰·霍普金斯大学护理学院（Johns Hopkins University School of Nursing，JHUSON）的四年本科教育中，EBP 贯穿于每一门护理课程中。学生在老师的指导下学习检索、阅读、评判和应用优质证据，打下坚实的护理实践基础。尽管本科教育的总体目标是培养全科护理人员，但选择不同的项目能帮助学生进一步明确他们未来想要从事的临床领域。EBP 为学生提供了基于当前研究成果去讨论实践问题的平台。

AACN 本科教育基本要求的第三条就是关于 EBP，"专业护理实践是建立在把当前证据转化为实践的基础之上"。协会列出这项要求很令人振奋，也体现出协会的前瞻性思考方式（见表5.1）。约翰·霍普金斯大学护理学院的课程内容广泛，从 EBP 模型到信息的收集和传播。为了达到这些基本要求，本科课程自始至终都包含 EBP，如在医疗服务环境中的协作。

表5.1　AACN 本科教育基本要求（2008）

本科课程应培养学生以下方面的能力：
1. 阐明理论、实践和研究之间的相互关联；
2. 了解研究过程的基本环节和在临床实践中证据应用模型的基本构成；
3. 倡导保护人体受试者；
4. 评估信息来源的可信度，包括但不限于数据库和互联网资源；
5. 与医疗服务团队合作，参与证据的检索、评估和综合，旨在改善护理效果；
6. 结合证据、临床判断、不同专业的观点和患者偏好制订、实施计划并评估护理效果；
7. 合作开展证据的收集、记录和传播；

8. 了解护理及相关医疗服务的质量和安全措施的制定、验证和认可的过程;

9. 发现实践标准与可能对患者结局产生不利影响的临床实践之间的差距,描述解决这些差距的方法。

临床实践问题

在约翰·霍普金斯大学护理学院第一学期的护理趋势课上,学生将学习开展 EBP 项目所需的技能。学生在课堂中报告 EBP 的基本内容,并练习使用 PICO 形式(患者、干预措施、对比和结果)(Richardson, Wilson, Nishikawa, & Hayward, 1995)提出临床实践问题。学生在第一学期要完成的一个小组项目就是针对一个 EBP 问题制作一份学术海报。各小组将从下列题目中选择一个 EBP 问题作为项目课题(见表 5.2)。

表 5.2　EBP 问题举例

老年病

有哪些预防老年人便秘的有效管理策略?

有哪些预防老年人压疮的方法?

产科

在减轻产妇疼痛方面,助产士起到了怎样的作用?

袋鼠式护理对调节早产儿呼吸和心率的效果如何?

成人健康

使用比色式二氧化碳检测仪或测定仪判断鼻胃管置管位置是否可靠?

在护理有未缝合手术伤口的患者时,无菌技术或非无菌技术对伤口愈合的影响有差别吗?

对于正在输血的患者,建议每隔多久测量一次生命体征?

儿科

儿童在手术前是否需要禁食?

有证据支持"使用补充和替代疗法能够缓解儿童术后疼痛"这一说法吗?

精神病学

预防精神病成人患者肥胖的最佳方式是什么?

护理管理

在预防锐器伤和针刺伤措施方面能获得的最佳证据是什么?

在给药前复核药品能否降低用药错误率?

这些 EBP 问题都是根据当地医院发现的临床问题提出的，也包括常见的临床问题。学生以小组为单位，使用 PICO 形式明确实践问题。在图书馆馆员的帮助下，学生使用电子数据库检索文献。在 Cochrane 系统综述数据库、美国医疗保健研究与质量局（Agency for Healthcare Research and Quality，AHRQ）、Joanna Briggs Institute（JBI）循证卫生保健中心、CINAHL 等知名数据库进行检索有利于更准确地阐释实践问题。学生在课程中常需要图书馆馆员的协助，所以在教学过程中要尽早开始利用这一重要资源。每位学生将在项目中回顾两篇文献并进行分级，随后以学术海报的形式展示研究结果。通过这个项目，学生了解了如何阐释问题、检索文献和基于最佳证据制定临床决策。这学期的其他课程也以这种方式进行。

把最佳证据引入护理计划中

第二学期的临床课程是重点教授临床技能和护理计划，这就需要在教学中结合有关最佳证据的内容。学生需要掌握 EBP 知识并具备在制订护理计划时使用最佳证据的能力。临床课程讲授部分重点关注的是特定主题的最佳证据或证据不足的现象。如，儿科病区里以父母为中心的护理服务没有经过严谨的评价。对这个主题感兴趣的学生可以发展出 PICO 问题并检索证据。在临床课程中突出 EBP 的内容能够激发学生去思考护理研究对他们的工作和职业目标的重要性。

护理研究

第三学期的教学包括临床课程和护理研究课程（3 个学分）。学生在护理研究课上将有机会与当地临床机构的 EBP 委员会协作，参与病区的 EBP 项目。学生不仅要完成项目还要针对证据的实施提出建议。在修完护理研究课程后，学生可以选择一个临床问题，并用 JHNEBP 模式来解决此问题。护理研究课还包含方法学的内容，以保证学生掌握了评价研究所需的工具和技能。通过提出或选择 EBP 问题、使用 JHNEBP 模式和以五六个学生为小组的工作，该课程为学生提供了练习所学知识和技能的额外机会（见表 5.3）。

表 5.3　EBP 指南

EBP 项目的目标：
EBP 项目的总目标是通过明确和调查临床问题、检索文献、制定实践建议来培养学生评判研

续表

究的能力。以小组形式开展项目有助于学生学会如何分配工作，怎样和小组内外的人员交流以及如何与其他小组成员合作。该项目也让学生有机会去深度探索个人感兴趣的护理领域。

EBP 项目说明

学生小组可以在临床护理人员提供的列表中选择一个研究问题，或者形成他们自己的研究问题。每位学生都要找到一到两篇文献并进行评价、总结。如果小组选择研究列表中的问题，则意味着学生同意与临床护理人员分享他们的研究结果，护理人员也同意与这个小组一起讨论。

学生小组负有以下责任：

- 检索并获取近期文献
- 评价挑选出的文献并标出其中的重要内容
- 总结文献中的关键研究结果
- 就研究问题提出临床实践建议
- 记录关键研究结果和实践建议
- 在课堂上和护理病区里展示这些结果

护理学院和当地临床机构的合作使双方都受益匪浅。学生通过开展项目立刻领悟到了 EBP 在护理实践中的作用。他们的工作成果也得到临床机构的赏识，并在项目涉及的病区里付诸实践。学生不仅对 EBP 问题有了更多的了解，而且他们的工作成果也在临床中得以应用。护理人员倾听学生的观点及其对临床实践提出的疑问，他们之间的交流帮助学生进一步明确 EBP 问题。护理病区对项目的支持也给病区自身带来了积极作用。

学生在老师的指导下使用数据库检索文献，但并不是每次都能找到答案。例如，约翰·霍普金斯医院指出的一个 EBP 问题："哪些条件或因素导致患者在跌倒后容易受伤？"想要回答这个问题，仅仅研究跌倒风险评估是不够的。有评估跌倒致损伤风险的研究吗？为了很好地理解这个问题，学生与医院的护理人员展开了广泛讨论。讨论的过程令学生们非常兴奋，医院员工也从讨论中了解了一些证据，开始考虑是否应在跌倒风险量表后附加跌倒致损伤风险量表。在完成文献回顾后，医院员工可能会根据特定的危险因素制定预防性干预措施。有一位学生对这个主题格外感兴趣，于是在该项目的后续研究中担任了兼职助理研究员。在获得注册护士执照后，他在自己的全职护理工作外仍兼任这项研究的助理研究员。

护理学院的教师借助 EBP 与临床机构开展合作。他们为临床机构提供咨询和培训以帮助其提高 EBP 能力。

<table>
<tr><td>例证</td></tr>
</table>

学校与临床机构的合作促进病区的 EBP

护理学院教职人员或临床机构都可以发起与服务机构的合作。护理学院的一位老师除教授本科生的护理研究课外还为当地儿童专科医院肯尼迪·克里格研究所（Kennedy Krieger Institute, KKI）提供临床指导。借助这种关系，研究所的临床专家与护理学院展开合作，运用 EBP 方式解决临床问题。

尽管 EBP 是研究所制定政策和流程时的参考依据，但他们并没有统一的 EBP 流程。该研究所致力于帮助患有脑部、脊髓和肌肉骨骼系统疾病的儿童和青少年发挥他们的潜能，让他们尽可能多地参与家庭、学校和社区活动（http://www.kennedykrieger.org）。由专业人士组成的跨学科团队帮助患者尽可能地恢复健康、预防残疾恶化并在必要时帮助他们适应新的生活方式。护理人员在团队中起着关键作用。他们协助患者的入院评估、病情评估与治疗，并为住院患者与门诊患者制订院外计划。

EBP 培训课

肯尼迪·克里格研究所的临床专家受邀参加为期一天的约翰·霍普金斯 EBP 培训课程，为发起此次项目做准备。他们在课上深入了解了如何进行文献的系统综述并在当前的临床实践中应用新的研究结果。培训课还介绍了其他医疗服务机构当前的临床实践，让他们了解如何运用 EBP 验证政策和程序。经过 EBP 培训课以及在护理学院老师的持续帮助下，护理人员掌握了如何质疑当前的临床实践、搜寻现有证据并在可能的情况下把证据转化为实践的方法。经过培训的护理人员知道如何辨别当前的临床实践方式是否过时，也更明白为什么政策和程序会被修改。尽管临床机构缺乏 EBP 经验和/或系统，但好学的精神和愿意为 EBP 投入资源的态度帮助他们克服了这方面的不足。机构还使用护理学院教授的 EBP 流程对护士进行培训，丰富他们的 EBP 知识、技能和经验。

在肯尼迪·克里格研究所临床专家的指导下，护理人员被邀请指出他们在临床工作中格外关注的一些问题，这为护士与护理学院学生合作的项目提供了素材。随后临床专家讨论了这些问题及其对学生的影响。其中一个问题是："负压创面治疗能否加快第三期和第四期压疮患者的伤口愈合，以及这种疗法的成本效益如何？"这个问题源自一些护理人员的疑虑：负压创面治疗值得他们多花时间、多付出劳动吗（与传统的纱布敷料相比，更换负压创面治疗的敷料通常耗时更长）？这么做值得耗费更多的成本吗（负压创面治疗使用的泡沫敷料比传统的纱布敷料更贵）？

护理学生对这个研究问题很感兴趣，想用 JHNEBP 模式来寻找问题的答案。他们回顾的文献主要是针对成人患者的研究，这些研究均支持"负压创面治疗比传统的纱布敷料更能加快慢性伤口愈合"这个观点。研究结果还表明负压创面治疗减轻了成人患者的疼痛，因为这种方法无须频繁更换敷料（只需两三天更换一次，而传统纱布敷料则是每日更换），而且降低了住院费用（伤口愈合得更快，因此患者住院时间更短）。

例证

共同受益

护理学生的研究结果对肯尼迪·克里格研究所的临床实践产生了显著影响。尽管他们没有找到针对患儿的研究，但找到证明负压创面治疗优于传统纱布敷料的文献资料对于该研究所而言也颇有助益。护理人员得知这些研究结果后也很高兴。尽管负压创面治疗的敷料更换耗时更长、成本更高，但他们觉得这一切都是值得的（愈合时间短、疼痛轻、换药次数少、住院时间短）。这些研究让他们认识到自己在用当前最佳的临床实践方式护理患者。护理人员还把弥补患儿负压创面治疗研究的空白定为未来的研究方向。

学生们也很高兴地看到他们的项目对临床护士的工作产生了积极的影响，而且这种影响在课程结束后一直持续着。护理学院和医疗机构的这次合作达到了双方共赢的效果。学生与同样接受了 EBP 模式培训的临床专家进行了讨论，这个讨论帮助学生发展了一个相关问题。与此同时，临床机构也得益于学生的证据检索、分析和综合工作，这让护理人员有更多的精力进行证据转化决策。为了培养学生的 EBP 技能，护理学院老师面临的一个持续挑战是如何与社区的护理管理者建立合作关系，以及怎样帮助这些管理者培养他们的护理人员的能力。学术界和医疗服务业通过这样的合作将实现各自的目标。

EBP 整合

在第四学期也是最后一个学期里，本科生将有机会在他们感兴趣的临床领域选择一门课程。成人和儿童健康专题课程要求学生使用 EBP 模式回答一个临床问题或评审约翰·霍普金斯医院当前的一项政策/程序。这些课程按照 AACN 本科教育基本要求的规定在教学中加入了 EBP 的内容。EBP 是每位应届毕业生必须掌握的基本技能。刚开始工作的护理学生们表示，如果他们的护理课程中融合了 EBP 有关的内容，他们会觉得自己准备得更充分（Li & Kenward，2006）。

护理硕士生的核心能力

AACN 于 1996 年制定了《高级实践护理硕士教育基本要求》（The Essentials of Master's Education for Advanced Practice Nursing）。2008 年 9 月，该协会指定了一个新的特别工作小组负责修改这些基本要求，并列出在当今的工作环境中护理硕士研究生在毕业时必备的基本专业能力。工作小组将在 2010 年 7 月举行的 AACN 董事会议上把修改完成的硕士教育基本要求提交给董事会审查，并在2010年10月每半年一次的董事会议上获得全体会员批准后才能发布，因此在本书出版时可能还未发布最新的硕士教育基本要求。

目前的基本要求中列出了七大基本标准。第一条是有关护理研究："课程中研究部分的目标是培养学生成为具备科研能力的临床医护人员，包括评价文献、发现临床问题、了解实践结果和在临床中应用研究结果的能力"（AACN，1996，p.6）。有关科研能力的要求进一步指出，护理课程应培养学生掌握以下知识和技能：

1. 获取有关的最新资料以解决在护理实践中发现的问题；

2. 运用新知识分析护理干预措施的结果，提出改变建议，并改善实践方式；

3. 使用电脑和相关软件，并理解统计分析和研究方法；

4. 应用信息系统来储存和提取数据；

5. 检索综合性数据库，在护理实践中运用可获得的研究结果；

6. 有效地写作和沟通：确定临床问题，理解与该问题相关的研究，评判性地分析问题和现有知识，制订在治疗方案中应用研究结果的实施计划。

总的来说，这些基本要求列出了对硕士毕业生EBP能力的期望，包括确定实践问题、陈述研究问题、评判性地回顾和评价有关证据，总结和在实践中应用研究结果的能力。此外，还要培养硕士转化研究结果所需的领导能力和策略。

为进一步丰富教学内容，硕士课程项目还使用了专业组织制定的教育标准，如美国国家开业护士成员组织（National Organization of Nurse Practitioner Faculties）、美国护理管理者协会（American Organization of Nurse Executives）和美国临床护理专家协会（National Association of Clinical Nurse Specialists）。各个专业组织制定了毕业生必须具备的核心能力和专科能力，这些能力中都包含循证实践能力。

硕士课程中的 EBP

约翰·霍普金斯大学护理学院所有的硕士课程都包含EBP的知识、技能和应用准则。中级生物统计学和研究应用这两门硕士核心课程都涉及EBP流程的实际操作内容。中级生物统计学课程教授统计学方法的假设条件和理论，并在众多问题和统计分析中应用这些方法。学生要修完这门课程后才能上研究应用这门课，以确保他们先具有统计学的基础知识。研究应用这门课教授的是评判证据所需的研究方法和研究设计。

研究应用

该课程概述如下：

这门课通过教授学生如何在医疗机构内把可获取的最佳证据转化为实践和怎样在护理实践中应用研究成果，培养他们成为医疗服务环境中的临床、管理或教育领导者。学生将掌握综述和综合有力证据所需的技能和知识，并在需要时能够制定改变实践方式的建议。课程内容包括回顾研究过程（包括理论框架、设计、分析以及研究设计的等级）、评判研究、证据强度的分级和综合、临床决策、开展原始研究和转化研究结果的机会（结果、评价研究、质量改进、成本效益分析）、风险管理、测量、科研伦理和医疗机构变革（NR110.503 研究应用 2009 年秋季课程大纲）。

课程目标

在完成本门课程后学生应具备以下能力：

1. 通过使用 EBP 模型解决临床、行政管理或教育方面的护理问题来实现理论知识在高级护理实践中的应用；

2. 通过以下方面展示在护理实践方面的高级技能和专业知识：

　　a. 应用有关研究过程和研究评价的知识来评价研究型证据和非研究型证据；

　　b. 区分不同护理研究设计的原理、变量、效度、抽样、程序、优点和不足，并能发现当前知识中的空白；

　　c. 分析不同的变量测量和数据采集方法；

　　d. 探讨分析研究数据所用的统计学方法；

3. 综合当前所能获得的证据并据此提出改变实践的建议，发挥管理能力，以提高医疗服务质量；

4. 通过分析影响循证实践的因素（如法规、认证标准或高等级的研究）来分析社会和卫生保健政策对医疗服务和临床实践的影响；

5. 通过综合关于某一特定问题的前沿知识，以及提出改进措施的检验策略，用研究过程来解决高级临床护理实践和护理系统中的问题；

6. 通过发现科研中人体受试者保护的问题，区分质量改进和研究的不同，探讨伦理审查委员会在研究和质量改进中发挥的作用，展示高级实践护理中的伦理决策能力；

7. 通过探讨研究中的差异以及重点人群的入选和排除标准，展示高级实践护理所需的文化能力；

8. 通过以下方式推动护理专业的发展：

　　a. 理解高级实践护士在应用和开展科研项目及研究方法方面的领导作用；

　　b. 发现学生存在的专业知识不足并据此提出研究和实践建议。

课程要求

在课程的诸多要求中，有两条关注的是 EBP 技能和知识。学生必须运用所学的研究过程和研究评价的知识评判性地评价一篇护理科研论文，以展示其独立的研究评判能力。指导老师会发给每个学生一篇文章，要求其阅读并发表评论。评论内容包括：

- 描述研究设计，包括优、缺点；

- 找出研究问题或假设以及支持性证据；

- 作者就研究问题或假设得出的结论；

- 对论文结论的赞成度；

- 明确该论文是否有效地回答了研究问题；

- 提出后续计划，如开展一项科学研究以促进研究结果向实践的转化。

为考察学生就一个特定护理问题对现有相关前沿证据进行评价和综合的能力，这门课的另一项重要练习就是写一篇陈述科学现状的论文。学生需要评判性地评价某个护理问题的现有证据，总结证据，然后根据证据的评审结果制订一个循证建议的实施计划（见表5.4）。这篇论文分两部分提交，学生要先提交他们对临床问题的界定，在得到反馈后再进行证据评审，以保证评审过程是高质量且有针对性的。

表5.4　科学现状论文指南

第一部分（最多 5 页，不含标题页和摘要）：

1. 标题页和摘要

2. 问题陈述

3. 论文目的

4. 引言：陈述一个所研究主题的案例及其对护理专业的重要性

5. 检索方法、关键词、入选标准以及评审证据的数量和类型

第二部分（最多 10 页，不含摘要、参考文献和附录）

1. 摘要：包含与科学现状陈述有关的结论

2. 护理问题的科学现状陈述应包含进行评判和综合的证据的来源。按照 JHNEBP 单个证据总结表的格式总结证据（见附录）。

3. 描述当前证据的优点和不足，有明确的证据支持实践方式的改变，或发现的证据缺乏之处是令人信服且有意义的。

4. 根据上述文献综述得出的证据等级结果提出证据转化建议或开展进一步研究的建议。这些建议应包含一个切实可行的 EBP 实施计划，指出关键的利益相关者，并拟组建适当的跨学科团队。学生还要制订一份简要的结果分析计划，包括自变量、因变量和统计分析方法。

大多数硕士项目会要求学生给专业学术期刊投稿，学生一般会将这些科学现状论文整理后投稿。

临床课程

硕士的临床课程侧重于某一角色或某一人群的专科护理领域的文献综述。学生们在导师的指导下针对这些专科领域选择题目来进行科学现状论文的研究。另外，他们的临床实习课还包括学习识别、使用和评价临床实践指南、护理标准和实践规程。每周的临床会议通常会讨论当前的实践指南，学生要回顾和评价它们以便于临床应用。同时学生也被指导着从网站上下载这些实践指南，储存在便携电子设备里，方便他们在临床工作中随时查阅。然而，这些指南对非临床专业的护理硕士生也很有用。如学习卫生保健系统管理的学生可以回顾并评价美国国家医学院发布的第三份报告《保证患者安全：改变护理人员的工作环境》（IOM，2003）中提出的建议。

例证

硕士课程中的学院临床合作

约翰·霍普金斯大学护理学院的卫生保健体系管理硕士项目（学生毕业时取得护理科学硕士学位）的必修课之一是护理管理策略，该课程的一个内容是要求学生每周进行 6~7 个小时的临床实践，持续 14 周。学生在课程开始前要填写临床实习安排表，以便于教师掌握每位研究生在专科领域的总体专业经验，每个职位的任职时间，当前的工作履历，毕业后的职业目标和感兴趣的临床实践领域。这些信息方便教师和服务机构指定的导师合作，根据学生感兴趣的领域和职业目标有针对性地安排他们的实习课程。学生还要完成一个有明确的领导/管理目标的协商性项目，以提高该实习机构的整体服务质量和效率，并完成该机构的任务。学生选择的项目必须要对他们的学习经历和实习的服务机构均有助益。下面这个例子说明学院临床合作中 EBP 的运用不仅丰富了学生的学习经历，也让服务机构离他们的目标更近了一步。

项目和实践问题的确定

美国东北部的一家社区医院正在建设电子医嘱管理系统（Computerized Provider Order Management，CPOM），一位护理硕士研究生的临床实习就是在这家医院进行。医院内的一部分区域已经开始使用这套系统，取得了一定的成功。但医院收集到的数据表明，在能使用系统的情况下医生仍以口头/电话的形式下达医嘱，而且从整体来看，很多医生没有在 48 小时内在口头/电话医嘱单上签字。这些现象都表明医生不愿意使用 CPOM 系统。手写、口头和电话医嘱的比例依然远高于 CPOM 医嘱。

例证

在开始实习的前几周，这个研究生参加了很多次领导会议。这些会议都是针对 CPOM 使用率低和医生未遵守规定在 48 小时内签署口头医嘱单这些问题。这些规定与联合委员会医院认证项目标准中的护理记录标准密切相关，尤其是编号为 RC. 02. 03. 07 的标准（The Joint Commission, 2009）。利用学到的 EBP 知识，这个学生发现了一个和医嘱签字情况密切相关的实践问题。这为开展 EBP 项目创造了机会，使学生能通过评判现有文献来决定最佳实践方式和策略来解决该机构的实践问题。这个 EBP 项目突出了领导者的作用，帮助该服务机构提高了整体服务质量和效率，推动机构实现了使命。

硕士的核心能力培养

在收集数据和开展 EBP 项目的过程中，这位研究生能够运用在贯穿硕士课程的 EBP 流程中获得的各种能力，而这些核心能力也是 AACN 对硕士项目提出的要求（AACN, 2006）。他利用 PubMed 和 CINAHL 数据库检索已发表的文献，选择针对项目研究问题的文献进行进一步回顾。在回顾完文献后，仅有 15 篇文章符合该项目的入选标准。随后他借助系统性方法和证据评价工具对文献进行评判性评价，以找出其他服务机构实施的最佳实践方式和策略，最后明确能够解决当前实践问题的可获取最佳证据。

学生将完成的 EBP 项目的副本交给指导临床实习的老师。EBP 整体证据总结中列出了提交给机构护理管理者的研究结果和实践建议。这些 EBP 结果不仅帮助护理管理者证明了行动计划的合理性，也完善了机构的整体实施计划。

结果/测量成果

医院领导者向联合委员会递交了有关 RC. 02. 03. 07 标准实施情况的定期评估报告。他们报告了该机构在 48 小时内签署口头医嘱单的规定的总体依从性。此外，他们还提交了一个解决医嘱单签署问题的行动计划。这位护理硕士的 EBP 项目很成功，因为这些结果帮助领导者证明了为继续实施 CPOM 和改善口头医嘱单签署情况而制定的措施是有证据基础的。不仅如此，EBP 整体证据总结中列出的建议也为持续提高 48 小时内签署口头医嘱单的依从性问题提供了更多的解决措施。

开业护士的学术论文

近期，约翰·霍普金斯大学护理学院对开业护士临床系列课程作了修改，要求学生在三个学期内完成一篇学术论文并在硕士课程结束前投稿到学术期刊。这篇论文的目的是研究一个复杂的、有着社会心理影响及/或行为影响的临床问题。学生需要综合和整合在当前和之前的硕士课程中学到的知识，运用这些知识和能获得的最佳科学证据来解决这个临床问题。论文的关注点是开业护士提供咨询建议以帮助患者改变行为

（见表5.5）。

表5.5　执业护士学术论文参考题目

- 肥胖
- 吸烟
- 酗酒
- 抑郁
- 焦虑性障碍（广泛性焦虑障碍、季节性情绪失调、恐慌）
- 慢性疼痛
- 慢性疲劳
- 失眠
- 饮食失调

在第一学期的临床课上，学生要确定自己研究的问题，回顾文献，以PICO的形式提交问题陈述，随后从文献回顾中评判性地评价一个相关研究。为了实现硕士各门课程的相互融合，老师会在第二学期让学生完成研究应用这门课的科学现状论文，论文的题目是学生在第一学期临床课上选择的题目。在最后一学期的临床课上，学生选择要投稿的学术期刊，说明选择期刊的理由，完成稿件并投稿。现在评价这项课程要求的改动还为时尚早，但老师们表示看到学生撰写学术论文令他们很受鼓舞，他们还认为学生在有老师指导的情况下完成学术论文能够提高投稿的接收率。

护理专业型博士生的核心能力

《高级护理实践的博士教育基本要求》（AACN，2006）指出了护理专业型博士课程的八项基本标准和关于专科能力课程内容的引导性建议。专科课程内容由专科护理组织确定，与上述博士教育要求中的核心内容相互补充。其中，《基本要求Ⅲ：EBP的临床学术研究和分析法》列出了七项必备能力，要求护理专业型博士课程培养学生：

1. 使用分析法评判性地评价现有文献和其他证据，以确定并转化最佳证据；

2. 设计评定流程，按照该流程将某个实践场所、医疗服务机构或社区内的实践结果、实践模式和护理系统与国家标准相比，以确定实践结果和人群趋势间的差异；

3. 设计、管理并评价质量改进方法，以促进安全、及时、有效、高效、公正和以患者为中心的护理；

4. 应用相关研究结果制定实践指南，改进实践方式和实践环境；

5. 利用适当的信息技术与研究方法：

    a. 采集适当且准确的数据来产生护理实践证据；

    b. 告知并指导数据库的设计，以便为护理实践收集有用的证据；

    c. 分析从实践中收集的数据；

    d. 设计基于证据的干预措施；

    e. 预测并分析结果；

    f. 调查行为模式和结果，发现实践证据中的空白；

    g. 在与他人合作开展的原始研究中担任实践专家/顾问；

    h. 宣传 EBP 和研究的结果以提高医疗服务效果

（http：//www. aacn. nche. edu/DNP/pdf/Essentials. pdf）。

总之，护理专业型博士课程应教授学生回顾科学和非科学证据所需的高级技能，使用高级分析法评价证据的强度和质量，综合证据提出实践建议，领导团队传播和转化证据以改善实践结果和患者结局。

护理专业型博士课程中的 EBP

基于美国国家医学院对调整医疗教育结构的建议，大多数博士项目都把 EBP 知识技能以及证据转化的方法定为基础内容和课程主线。目前，约翰·霍普金斯大学护理学院的护理专业型博士课程只接受已取得硕士学位的学生。博士课程是在当前硕士课程上的进一步提高，旨在培养 EBP 的领导者，而不管他们在工作中承担直接还是间接的护理角色。这些学生应能评价证据、在决策中应用研究结果、把研究结果转化为实践，并实施在临床环境和医疗机构内可行的改革措施来改变实践方式。

博士生在第一学期里要修两门课，学校已整合这两门课的内容以帮助学生实现博士项目的第一个目标：在 EBP 中运用临床知识和分析方法。第一门课是个体和人群的结果管理分析法，教授学生分析与个体、群体和人群健康有关的流行病学、生物统计学、环境和其他适当的数据以改进医疗护理质量和安全。学生在这门课上将学习如何分析、评判文献中使用的特定分析方法。

其中一项分析法练习要求学生完成以下内容：

■ 从统计学的角度评判一篇文献，着重于文献使用的方法（研究问题、研究设计、样本量、统计效能、等效性、使用的工具、变量和使用的统计检验）；

■ 完成文献的评述文章，指出研究方法和研究结果的优、缺点；

■ 针对如何改进分析过程提出自己的建议。

第二门课是 EBP 的护理研究，重点教授开展护理研究所需的 EBP 技巧。该课程评估 EBP 的概念形成、定义、理论基础和方法。作为课程的一部分，学生要针对其最重要的实践问题完成一个文献的系统综述，这包括明确研究问题、制定全面的检索策略，以及评判性地回顾、评价和总结证据。

第二学期的重点是培养学生的 EBP 领导能力，帮助他们掌握在医疗机构和系统内转化证据所需的方法。和第一学期一样，学生要上两门课，课程内容也经过了整合。在组织和系统领导力打造优质护理这门课上，学生将了解在运用创新措施解决医疗机构面临的挑战时，如何发挥他们的领导、倡导和管理能力。教学重点是护理服务方式的制定与评估。教学中最主要的是通过加强在有效的、高效的医疗服务、质量改进和患者安全方面的问责来满足目标患者人群的需求。在证据转化这门课上，学生通过对案例研究的理论分析学习如何整合、应用知识以改善实践结果和护理效果。

在课程的最后阶段将开展顶点项目，博士生要在他们的实践领域领导一个系统层面的改进项目。这个项目将提高他们利用有效沟通和合作技巧来影响医疗服务质量和安全，以及通过协商来促成不同卫生保健服务系统内护理服务变革的能力。学生在完成顶点项目后将具备以下能力：

1. 在特定知识领域表现出高级的临床判断力、专业知识和专科能力；

2. 在设计、实施和评价循证护理以改善医疗服务质量、安全和结果的过程中表现出极强的系统思考能力和责任感；

3. 在特定知识领域或专科领域中，具有制定和实施以患者为导向的医疗机构、地方、州、联邦及/或国际层面的卫生政策的能力。

科研型护理博士生的核心能力

在美国，没有一家组织对护理科研型博士课程设定认证标准。AACN 因此召集博士教育方面的领导者一起讨论科研型博士课程的最佳教学方式以及需要培养学生的哪些能力。该协会在推动护理博士教育的发展中发挥了至关重要的作用。

在此精神指导下，AACN 发布了名为《护理科研型博士项目的质量指标》（Indicators of Quality in Research – Focused Doctoral Programs in Nursing）的立场声明（AACN，2001）。该文件就科研型护理博士课程设定了一套质量指标，不管是授予哲学博士学位还是护理专业型博士学位都适用。该文件进一步提议将博士课程分为核心课程和其他相关课程，课程内容以护理为主并辅以其他相关内容。这些教学内容应符合项目的任务和目标以及学生的研究领域，并建议课程作业应包含：

- 护理知识发展的历史和哲学基础；
- 现有及不断发展的实质性护理知识；
- 理论/知识形成的方法和过程；
- 适用于护理探索的研究方法和学术知识。

AACN 于 2008 年 10 月成立了科研型护理博士未来的特别工作小组，负责明确博士教学的基本课程内容以培养学生在未来担任科学家及/或大学教师所需的能力。特别工作小组还将探讨在研究护理知识时，科研型博士和专业型博士之间不断发展变化的关系。这两种类型的博士在创造、协助和领导当今护理行业 EBP 方面都起到了重要的作用。

科研型护理博士课程的 EBP

科研型护理博士项目旨在培养学生成为护理学者，能够通过开展原始研究来推动护理实践和医疗服务方面理论知识的发展。尽管如此，EBP 的基础知识对于博士生来说依然很重要。这体现在学生的几门选修课中，如循证护理实践课和转化研究高级研讨会。这些课的重点是如何以研究的方式解决 EBP 问题。

与服务机构的合作

护理学院与服务机构的合作为学生提供了绝佳的学习机会。通过合作开发 JHNEBP 模式，约翰·霍普金斯大学护理学院与约翰·霍普金斯医院进一步加强了双方的合作关系。护理学院的教师参加 EBP 指导委员会会议并协助医院开展研究项目。任何成功的合作都需要时间和双方的投入才能实现共同目标。服务机构受益于学生的项目成果，而学生不仅了解到基于证据的临床实践的实际情况，也促进了患者护理质量的改善。医院需要知识丰富的硕士研究生，同时护理学院也为学生寻求到了有意义的学习机会。这样的合作起到了协同增效的作用。学生接受临床专家的指导，而专家们也从学生对工作的热情和"新"观点中获益。Newhouse（2007）描述了在一门针对硕士的研究课程中，医疗机构与学院通过开展合作的例子。这次合作对学生和机构的临床或管理实践均有助益并解决了重要的临床问题。Engelke & Marshburn（2006）也报道了学校和临床人员共同参与的研究团队中类似的机会。他们称这种合作填补了护理实践和护理教育之间的沟壑。EBP 极大地推动了学术与临床之间的合作，实现了双方的共赢。从约翰·霍普金斯医院和门诊中心到肯尼迪·克里格研究所以及当地的社区医院都发现了 EBP 问题。

克服障碍

成功的合作必须包含发现并扫除潜在的种种障碍。学生和服务机构都会遇到困难，不同的困难需要采取不同的解决方式。取得成功与学生和机构对合作关系的投入是紧密相连的。

EBP 知识不足是学生遇到的第一个障碍。对于护理本科生而言，增强护理技能是最重要的任务。学生要在职业生涯的早期就学会平衡学习护理技能与运用最佳证据这两件事。本科新生要了解护理人员的工作职责，其中包括在实践中运用最佳证据。学生先学习应用 EBP 流程，具备一定基础知识后再继续学习其他技能，即研究方法和临床知识。学生还可能遇到的困难有不了解 EBP 与临床实践之间的相关性，以及在研究过程、方法学和统计学方面的知识欠缺。学生可以通过与护理病区合作和积极学习科研和统计学方法来克服这些障碍。

教师方面存在的障碍主要是不同老师对 EBP 的认知不一样，对 EBP 在护理实践中的重要性也有不一样的认识。服务机构也许会有类似的问题，如果 EBP 并不是护理管理部门优先考虑的事项。护理学院和临床机构可能会使用不同的 EBP 模型，这也会给学生带来困扰。不管是用哪种模型，EBP 流程的基本内容都差不多。时间是另一个潜在的障碍，护理学院的老师和机构的临床专家都要抽时间与学生见面讨论问题。在与学生合作开展 EBP 项目时，虽然起步阶段会耗费更长的时间，但从长远来看可以节省时间（Stone & Rowles，2007）。

衡量成效

衡量成效的标准依学生接受的教育水平高低而不同。对本科生而言，掌握 EBP 知识并能在护理实践中应用 EBP 就是成功。硕士生和博士生则要具备收集科学现状资料和解决临床问题的能力。在研究生水平，常以转化证据和传播证据来衡量成效。成效还包括 EBP 项目的完成质量、学生的报告被机构使用的情况以及项目结果的论文发表情况。

学生对第三学期研究课上的 EBP 项目给予了极大的肯定。在 2006 年和 2007 年有

446 名本科生参与了研究课 EBP 项目满意度调查。大多数学生（91%）表示项目是可行的，而且他们接受的指导很明确（88%）。JHNEBP 流程的关键部分是学生使用评价工具评判每篇文献并用表格总结证据，大多数学生（86%）表示这部分内容非常有用。EBP 项目帮助学生理解了护理人员在医疗服务机构的组织决策和临床决策中发挥的作用（82%）。整体而言，大多数学生（81%）对流程非常或比较满意，并对取得的结果非常或比较满意（82%）。学生对项目的反馈意见也与这些调查数据反映的情况一致。他们表示开展项目"很有意思"，是一个"不错的学习工具，获得了实际经验"，是"所有课程中最有用的一项作业"，以及"比我预想的更有趣，更长见识"。也有学生给出了负面反馈，包括"真心不喜欢团队工作""浪费时间"和"在课上还没教怎么评判文献就让我们评判文献，觉得很难"（Shaefer and Newhouse，2007）。

　　服务机构给予的评价对护理教学也很重要。学生受邀参加更多的项目，项目结果也得到了很好的认可。机构的长期目标是扩大合作并对有学生开展项目的病区给予更多的帮助（参考下面的护理专题）。这些专题是护理病区发现的各种现存问题。最终目标是让护理教育与护理工作有关，并对护理人员有所帮助。

护理专题

儿童急症护理 EBP 论文引言

目的：

　　本篇循证论文的目的是为学生提供一个应用前面课堂中学到的 EBP 分析技能的机会。学生需要在儿科危重症护理领域中选择一个实践指南或一个实践问题，对支持这种实践方式或指南的文献进行评判。确定的问题应对学生和他们未来的工作环境都有实际意义。

指南：

　　实践指南题目包括：

- 实践指南或问题；
- 指南的出处；
- 实践环境；
- 如果评判实践指南，学生应在指南的参考文献中找到 4 篇作为指南制定依据的以数据为基础的科研论文。如果文献发表时间超过 5 年，则学生应继续检索更多近期发表的文献；
- 如果评判实践问题，学生应检索与实践主题相关的 4 篇以数据为基础的科研论文；
- 使用 JHNEBP 证据分级表评价这 4 篇文献的证据质量。

结论

EBP 是护理教育中不可或缺的一部分。学生的能力培养依其所接受的教育水平高低而有所不同。本科生须掌握 EBP 流程和研究方法，并在临床实践中应用 EBP。硕士生和博士生的能力要求也各不相同，从完成陈述科学现状的论文到关于证据转化的原始研究。为了保证护理实践是基于最佳证据的，培养护理学生掌握这些技能是关键。

参考文献

American Association of Colleges of Nursing. （2008）. The essentials of baccalaureate education for professional nursing practice. Retrieved May 21, 2010, from http：//www. aacn. nche. edu/education/pdf/BaccEssentials08. pdf

American Association of Colleges of Nursing. （2001）. Indicators of quality in reasearch – focused doctoral programs in nursing. Retrieved on May 22, 2010, from http：//www. aacn. nche. edu/publications/positions/qualityindicators. htm

American Association of Colleges of Nursing. （1996）. The essentials of master's education for advanced practice nursing. Retrieved May 21, 2010, from http：//www. aacn. nche. edu/Education/pdf/MasEssentials96. pdf

American Association of Colleges of Nursing. （2006）. The essentials of doctoral education for advance nursing practice. Retrieved February 15, 2010, from http：//www. aacn. nche. edu/DNP/pdf/Essentials. pdf

Engelke, M. K. & Marshburn, D. M. （2006）. Collaborative strategies to enhance research and evidence – based practice. *Journal of Nursing Administration*, 36 （3）, pp. 131 – 135.

Institute of Medicine. （2003）. *Keeping patients safe：Transforming the work environment of nurses*. Washington, DC：National Academy of Sciences.

The Joint Commission. （2009）. *Behavioral health care accreditation program.* 2009 *chapter：Record of care, treatment, and services*. Retrieved February 15, 2010, from http：//www. jointcommission. org/NR/rdonlyres/FF84F337 – FEC3 – 48AE – 92A8 – ABBD91F70DDF/0/B_ RevisedChapter_ BHC_ RC_ 20090323v2. pdf

Li, S. & Kenward, K. （2006）. A national survey of nursing education and practice of newly licensed nurses. *JONA's Healthcare Law, Ethics, and Regulation*, 8 （4）, pp. 110 – 115.

National Research Council of the National Academies. （2005）. *Advancing the nation's health needs：NIH research training programs*. Washington, DC：National Academies Press.

Newhouse, R. P. (2007). Collaborative synergy: Practice and academic partnerships in evidencebased practice. *Journal of Nursing Administration*, 37 (3), pp. 105 – 108.

Richardson, W. S., Wilson, M. C., Nishikawa, J., & Hayward, R. S. (1995). The well – built clinical question: A key to evidence – based decisions. *ACP Journal Club*, 123, pp. A12 – A13.

Shaefer, S. J. M. & Newhouse, R. P. (2007, November). *Hospital nursing staff and undergraduate nursing students collaboration on evidence – based practice projects*. Paper session presented at the Sigma Theta Tau International 39th Biennial Convention, Baltimore, Maryland.

Stone, C. & Rowles, C. J. (2007). Nursing students can help support evidence – based practice on clinical nursing units. *Journal of Nursing Management*, 15 (3), pp. 367 – 370.

管理 EBP 项目

约翰·霍普金斯大学护理学院循证护理模式（the Johns Hopkins Nursing Evidence – Based Practice Model，JHNEBP Model）和指南阐明了护理人员开展 EBP 项目的流程。PET 是流程三个阶段的首字母缩写，即实践问题（Practice question）、证据（Evidence）和转化（Translation）。对于刚接触 EBP 的团队而言，完成 PET 流程的 18 个步骤可能是一项艰巨的任务。细致入微的管理可以保证项目步入正轨并取得全面成功。本章将介绍有效管理 EBP 项目的必备能力。

项目管理的基本知识

项目管理协会（Project Management Institute，PMI）是一个由项目管理领域专业人士组成的世界知名协会，该协会将项目定义为"为创造独特产品、服务或结果所做的临时性努力"（PMI，2008，p. 5）。项目管理是指"对项目进行定义、规划、监督、控制和实施的过程，以实现获得项目各方同意的积极结果"。整合管理各环节通常很复杂而且充满不确定性。缺乏有效的计划和协调不仅会浪费宝贵的时间和人力资源，还会导致项目失败。

不管在什么样的环境中服务，开展 EBP 项目都可以帮助护理人员了解自己的实践行为。EBP 项目理想的最终结果，或者称可交付成果（Deliverable），是指在护理实践中转化研究结果。在当今这个时代，护理人员常要处理多项相互竞争的优先事项。鉴于此，EBP 团队必须对项目进行有效管理以保证完成任务和转化研究结果。这需要团队掌握项目管理知识和一系列特定技能，护理人员可能对此并不熟悉。熟练运用基本的项目管理能力能够帮助 EBP 团队实现预期目标。

项目特点

有效管理 EBP 项目的第一步是了解项目的基本特征。Schwalbe（2007）列出了 EBP 项目应该具备的诸多特点。每个项目都有一个独特的目的或目标。EBP 项目是以结构化和分析式的方法来解决某个特定实践问题。

所有项目都有一个明确的生命周期，即启动、计划、执行、监控和收尾（PMI, 2008）。EBP 团队的特点是时间有限且具有临时性。当问题得到解决并且研究结果转化为实践后，团队可能解散，也可能发起一个新的 EBP 项目。

EBP 项目是以逐渐完善的方式形成的。简单来说，是先大致确定要解决的实践问题，随后在形成实践问题的过程中逐步对问题的细节赋予更清晰的定义，然后收集、分析和综合证据，最后转化研究结果。

实现项目目标需要充分的资源。EBP 项目的成功需要团队成员投入时间和精力，需要机构基础设施的支持，有可靠的知识来源和导师的指导。这些资源可能是由一个科室或学科来提供，也可能是来自不同的科室或学科，这取决于实践问题的性质、团队的成员结构和项目涉及的利益相关者。

通常情况下，每个项目都有一位主要发起人，即发现需要进行变革并为实现目标而矢志不渝的人。EBP 项目的发起人可能是某位护理人员、某个护理病区、由不同病区护理人员组成的团队、某个跨学科团队或某个现有的委员会。例如，一个临床标准委员会在更新一份患者护理规程时提出一个临床问题，他们希望找到规程中某个护理方面的最佳实践方式。发起人也可能是一个临床护理小组，他们希望在不影响患者护理效果的情况下找到简化某项临床工作的最佳方法。

最后一点，项目具有不确定性。EBP 项目的结果可能是多种多样的，这取决于证据的强度和质量。即使有充足的证据表明有必要改变实践方式，团队也依然会遇到阻碍证据转化的因素，这就带来了风险与不确定性。

项目的限制条件

管理项目需要学会取舍。只有处理好这四个主要限制条件后才有可能取得成功：

- 时间
- 人力和物力资源
- 范围

■ 资金

EBP 团队中的护理人员为执行项目付出了时间和精力，他们本可以把这些时间花在工作的其他方面。在开展项目的过程中，护理管理者需要从其他活动中分配一些资源出来给 EBP 项目，以保证员工有时间完成项目任务或帮助其他护理人员提高 EBP 能力。

在项目资源受限的情况下，EBP 团队需要仔细考虑项目的范围，重视与项目有关的财务开销。在确定项目范围时，团队要明确实践问题涉及的患者或员工人群，预期改变的类型（如增加新的职责、流程、系统或培训）和受影响个体所在的地点（如特定的病区、科室或有组织的团队）。

好心的团队还常会遇到范围蔓延这一问题，它是指随着时间推移项目逐渐增加或变化。如有个团队在寻找某护理病区内整形患者皮肤护理的最佳方式。最初的计划是对该病区内的整形患者试行一种或多种最佳护理方式。在证据阶段，一个团队成员发现了有关神经手术患者有效皮肤护理方法的证据，于是提议扩大问题的范围，把神经手术患者也纳入研究范围。虽然该团队可能会对此很感兴趣，但增加患者人群会导致项目范围和执行项目所需的资源大幅增加。有效的 EBP 项目管理可以确保团队成员注意控制项目范围，并且重视与间接员工时间有关的花费。

项目管理的知识领域

护理人员需了解的项目管理基本知识领域：

■ 人力资源

■ 沟通

■ 整合

■ 范围

■ 时间

■ 成本

■ 质量

■ 风险

■ 采购（PMI，2008）

专业项目管理者熟知每个知识领域内的具体流程。EBP 团队虽然不需要了解所有的具体流程，但掌握某些流程会有利于团队的管理。

人力资源管理

在设立 EBP 项目时，团队中需要一名项目主管。主管负责确保项目朝着正确的方向发展，协调团队组建工作，给团队反馈，解决各种问题并协调团队活动。项目主管可以是有 EBP 项目经验的护理人员，或是曾经有指导团队经验的人员。

合适的团队成员结构意味着项目成功的概率更大，合适的成员是指了解自己在项目中扮演的角色和承担的责任，并为完成项目而尽心尽力的人。人力资源管理包括以下几点：组建项目团队；扩展团队成员在 EBP 与团队协作能力方面的知识、技能和专业特长；团队绩效管理。

团队成员的角色和责任需要进行明确的定义。这样做一是为了保证每位成员都清楚自己在团队中应扮演的角色，二是方便项目主管监督和评价团队的表现。EBP 项目主管通常会根据成员的技能和经验水平分配工作。在学习型组织中，项目主管可能会采取不同的方式，他们会给需要提高特定领域技能的有人指导的护理人员分配相应的工作。

项目主管在组建 EBP 团队的时候需要考虑很多因素。第一点是兴趣（Interest），思考未来的团队成员是否会对这个问题感兴趣。第二点是可及性（Availability）。主管需要知道哪位护理人员可以暂时不用履行其他工作职责来参加 EBP 项目以及什么时候有空。第三点是能力（Ability）。未来的团队成员具备完成 EBP 项目的能力吗？有没有需要指导的成员？第四点是这个人有没有参与 EBP 项目的经历？第五点是资源分配（Allocation of Resources），护理管理者是否会让员工从临床一线的工作中抽时间来参加团队活动？

分配项目任务时可以用人事管理工作表，用它记录每位成员的职责、权力、所需技能和相应职责。团队成员可以用这个表记录和交流对彼此的工作预期，从而很好地协调团队工作。表 6.1 是一个 EBP 项目人事管理工作表的范例。

表 6.1　人事管理工作表节选

活动	必备能力	耗时	时间范围	来源	负责人（联系信息）
制定课程计划	制定课程计划和使用学习管理系统的能力	30 小时	2010 年 4 月	临床科室	乔（分机号：2222）
制定能力一览表	制定能力一览表的能力	16 小时	2010 年 5 月	试点病区	苏珊（分机号：3333）

沟通管理

在项目开始前召开启动会议有助于实现持续的有效沟通。邀请利益相关者参加启动会议，向他们介绍项目的大体情况，倾听他们的沟通需求，争取获得他们对沟通计划的支持。制订沟通计划的会议需要涉及以下问题：

1. 谁需要信息，个体还是团体？
2. 他们需要什么信息，信息有没有标准格式？
3. 他们何时需要信息，多长时间提供一次信息？
4. 由谁来提供信息，团队领导还是成员？
5. 以什么方式提供信息，召开面对面的会议，发电子邮件，还是提交正式的报告？

为了确保团队对沟通环节给予足够的重视，应将沟通计划纳入项目的整体计划中。

整合管理

项目的整合管理是指整合团队成员在项目进程中的各项工作。虽然 EBP 团队不需要制定正式的项目说明书，但仍要明确开展项目的原因、实践问题的范围以及如何协调项目和医疗机构或病区的发展计划。许多 EBP 模型都使用 PICO（患者、干预措施、比较和结果）流程来逐步明确实践问题。相关文献（Newhouse, Dearholt, Poe, Pugh, & White, 2007）已经详细、全面地描述了这个流程，包括问题被发现的原因、如何明确问题和实践问题的范围。

整合管理的关键环节是制订项目管理计划，这对 EBP 团队的工作管理也极为有益。该计划包含所有的项目活动并且"提供管理项目的参考文件"（APM, 2006, p. 5）。EBP 团队引导和管理项目计划的执行情况，并在把研究结果转化到实践后正式结束项目。

范围管理

团队需要控制项目范围的发展，确定哪些事是范围内的，哪些不是。团队在搜寻和分析证据时肯定会发现许多与实践问题不是直接相关的观点和最佳实践方式。把这些实践方式都试行一遍的确是个诱人的想法，但范围蔓延会造成团队无法集中精力转化与实践问题直接相关的研究结果。

工作分解结构（Work Breakdown Structure, WBS）是帮助团队控制项目范围的重要工具，它以结构图的形式展示项目的各个步骤。WBS 列出项目的所有任务，有一般性的任务，如证据检索，也有更具体的子任务，如确定检索关键词和选择数据库

（Kaufman，2005）。制定工作分解结构不仅能够促使团队成员去思考每个环节，而且让其把项目分解成更小、更可控的部分。团队可以根据工作分解结构来监测项目进展的活动。如果某个环节没有被列到项目中，那么它就不是项目的一部分。工作分解结构为制订项目计划奠定了基础。图 6.1 是某个 EBP 项目转化阶段的工作分解结构。

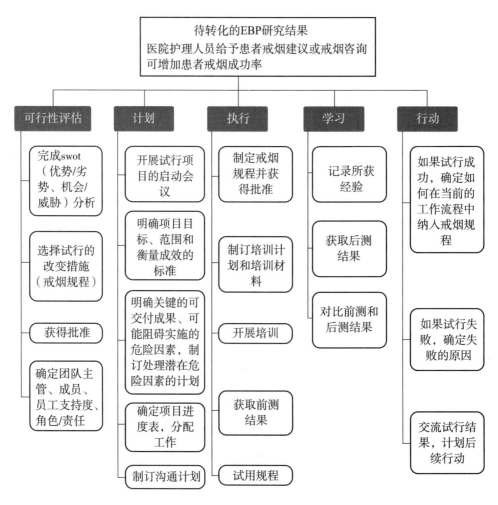

图 6.1　工作分解结构节选

时间管理

在制定工作分解结构后，团队已经列出了所要做的工作，这时候使用结构化的时间管理流程有助于项目的管理。在此过程中，团队成员安排活动先后顺序，明确各项活动间的依赖关系和每项活动的预计持续时间，制定项目的整体进度表，以及设定项目的里程碑。这些都需要写入项目的整体计划中。

　　EBP 团队可以用微软办公软件项目这类复杂的软件制作详细的项目进度表和计划，也可借助微软 Excel 之类的标准电子表格软件制作简单的甘特图来计划和安排项目，以及监督 EBP 项目进展。20 世纪早期，身为管理顾问和机械工程师的亨利·劳伦斯·甘特（Henry Laurence Gantt）发明了甘特图——一个经典的在时间刻度上以图示方式表示任务持续时间的方式（Gantt，1974）。

　　甘特图形象地说明了项目活动的计划进程和实际进程。表 6.2 是某个 EBP 项目的甘特图。灰色区域表示团队已按时完成的项目活动。

表 6.2　甘特图节选

项目活动	责任	起始日	终止日	第 1 周 1/25/10 至 1/29/10	第 2 周 2/1/10 至 2/5/10	第 3 周 2/8/10 至 2/12/10	第 4 周 2/15/10 至 2/19/10	第 5 周 2/22/10 至 2/26/10
明确利益相关者	团队领导	1/25/10	1/29/10					
进行利益相关者分析	团队成员	1/25/10	2/5/10					
确保获得领导者支持	团队领导	1/25/10	1/29/10					
确定试行病区	团队成员	2/8/10	2/12/10					
制订试行计划	团队成员	2/1/10	2/26/10					

成本管理

　　团队不仅要控制项目开支还要在规划 EBP 项目时编制预算。EBP 团队可能并不需要制定预算，但必须预估并记录团队成员在项目活动上花费的时间以及任何行政开支（如复印、文字处理和图书馆馆员服务费）。这些信息有助于制作财务报告时计算间接时间和物资成本。此外，如果转化研究结果需要耗费财力资源，尤其是证据转化需要额外的资金支持时，团队就需要量化这些成本估算。在向领导层提交的报告中清楚地列出成本会使报告更加全面具体。表 6.3 是某个 EBP 项目预算规划表的节选。

表 6.3　预算规划表节选

活动或物品	每件物品费用	物品数量	总费用	供应方	资金来源	持续时间	负责人
数据收集	＄43/小时	一名注册护士耗时 160 小时	＄6880	护理病区	病区运营预算	3/8/2010 至 4/2/2010	护士长
数据分析	＄45/小时	一名注册护士耗时 10 小时	＄450	护理学院	赠款基金	4/12/2010 至 2/23/2010	赠款基金管理员

质量管理

质量管理在 EBP 项目转化阶段发挥着极为重要的作用。如果团队在分析和综合证据后决定改变现有结构或流程并提出了改变建议，这时就要开始制订质量管理计划的工作。这些工作包括发展一个有恰当衡量标准的质量管理计划，并根据衡量标准确定绩效基准。

对改变进行快速循环检验的工具，如 PDSA 框架（Plan – Do – Study – Act）（Lipshutz, Fee, Schell, Campbell, Taylor et al., 2008），可以有效地管理 EBP 项目中改变的实施质量。在计划（Plan）阶段，EBP 团队需要解决与改变有关的问题：人员，对象，时间，地点，方式和原因，并制订改变的试行计划。团队还要确定衡量改变成效的标准，并根据这些标准确定绩效基准。在执行（Do）阶段，团队实施改变，监测改变产生的预期的和意外的结果，并在学习（Study）阶段研究改变带来的影响。最后，团队要决定是否采取行动（Act），即是否全面实施成功的改变，如果最初的改变未能取得预期结果，团队还要确定是否试行其他基于证据的改变。

质量管理确保"项目的结果和产生结果的过程都能满足利益相关者的需求"（Association for Project Management, 2006, p. 6）。团队可以用质量管理表记录 EBP 项目进程中出现的质量问题。该表通常包括可交付成果或结果，判断获取可交付成果过程质量的标准，可交付成果产出的负责人，以及提高可交付成果质量的纠正性或预防性措施。表 6.4 展示了一个 EBP 项目转化阶段质量管理表的一部分，该项目由数名在学校工作的护士开展。

表 6.4　EBP 项目质量管理表节选

可交付成果	质量标准	负责人	通过/失败	纠正措施
关于促进学校中以家庭为中心的护理的培训资料	使用以能力为基础的方式包括评估干预前和干预后的学习效果	玛丽和佩吉	失败	咨询在以能力为基础的考核方面有经验的护理教育联络员

风险管理

任何项目都存在风险，EBP 项目也不例外。项目风险是指任何导致项目偏离计划的潜在原因（PMI，2008）。风险都具有不确定性，对项目产生不利影响的风险称为威胁（Threats），产生积极影响的则为机会（Opportunities）。EBP 团队需要发现潜在的威胁和机会，分析发生这些风险的可能性和发生后产生的影响。他们要努力提高机会的发生率，并通过制订应急计划处理已发现的威胁来降低威胁发生的可能性。这些活动都应正式记录在风险管理计划中。

SWOT 分析（Strengths – Weakness – Opportunities – Threats：优势—劣势—机会—威胁）是量化项目风险的有效方法。团队通过 SWOT 分析确定项目各阶段的促进因素和阻碍因素，尤其是在转化阶段。除了在制定战略、职业和项目计划时会用到 SWOT 分析，团队还可借助 SWOT 分析将项目活动集中在团队最有优势、机会最多的领域（Pearce，2007）。EBP 团队通过分析了解自己的优势和劣势，根据这些内部因素获得的信息来充分发挥自身优势和制定弥补劣势的措施。在分析团队面临的机会和威胁后，利用这些从外部因素获得的信息去发现机会和解决威胁，直到项目结束。表 6.5 是某个 EBP 团队的 SWOT 分析，该团队研究的实践问题是关于皮肤评估的最佳记录方式，以便对压疮预防和治疗进行质量监控。

表 6.5　压疮预防 EBP 项目的 SWOT 分析矩阵

优势	劣势
● EBP 团队的领导者是压疮预防和治疗方面的专家 ● 团队在开展 EBP 项目和转化研究结果方面具有一定的经验	● 护理病区的员工在压疮分期方面缺乏足够的专业知识 ● 临床记录系统是混合模式（部分电子文档，部分纸质文档），不能提醒护理人员记录与压疮筛查有关数据
机会	威胁
● 医疗机构正在向以电子记录为主的记录系统过渡，目前正处于设计阶段 ● 有使用决策支持工具来改善皮肤和伤口护理的记录情况的可能性 ● 联邦医疗保险（Medicare）针对医院获得性疾病的赔偿费发生变化，引起领导层关注	● 护理人员面临多个相互竞争的优先事项 ● 电子记录系统的推行取决于能否得到持续的资金支持和是否有足够的人力

　　概率影响矩阵是另一个用来把不利风险按重要程度排序的有用工具（Ginn & Varner，2004）。团队需要列出 EBP 项目可能面临的各种风险，评估每个风险的发生概率和风险发生后造成不利影响（就医疗机构或患者结局而言）的大小。这个信息可以图形的方式表示，纵轴为概率，横轴为影响。把所有风险标注在图上，并按照风险发生概率（高、中、低）和风险影响（高、中、低）归为九大类（Ginn & Varner，2004）。

　　团队最优先处理的要务应是发生概率高且发生后影响大的那一类风险。他们要针对这类风险以及发生概率低但发生后影响大的那一类风险制订应急计划。图 6.2 是一个假设的 EBP 项目的概率/风险影响图，这个项目是为居住在护理院的人制定新的压疮预防规程。在这个项目中，EBP 团队想要了解转化项目所需的人力和物力资源（伤口护理专家、像床垫和弹性坐垫之类的设备以及足跟垫之类的辅助物）在实施计划前能否准备就绪，以及是否制订了针对资源或成本不足情况的应急计划。

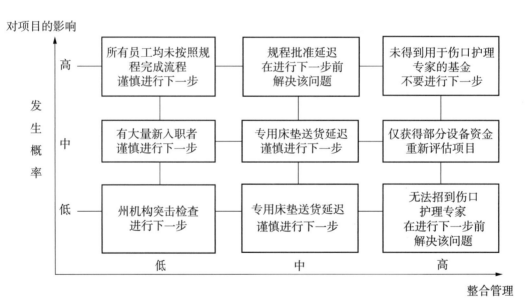

图 6.2　概率/风险影响图

采购管理

　　为实现 EBP 项目的目标，团队可能需要从机构外部获得或购买产品或服务，这时就会用采购管理方面的知识。例如，一家社区医院在开展 EBP 项目时需要从学术型医疗机构获得线上图书馆服务。再如，团队在实施基于证据的改变前需要在物资管理系统里添加用于伤口护理的新型敷料。临床一线的护理人员也许不用直接处理采购事宜，但他们的意见会影响产品的评估和选择。此外，团队还需要寻求相关人员的协助，以促进采购事项的批准、合同的谈判和采购流程的进行。

EBP 项目规划

团队在规划项目时需要明确成功的定义，确定实践问题，保证条理性，巧妙安排各项任务并制定控制措施。

定义成功

团队在规划 EBP 项目前需要做些准备工作。首先，团队应明确项目成功的含义。团队通过什么方式能够确定项目取得了成功？是根据流程衡量标准来考察团队的表现吗？例如，通过评估团队在特定的范围、时间和成本限制下开展项目的能力水平来衡量成功？

另一种衡量成功的方法是评估项目结果，如产生的可交付成果的数量或质量。举个例子，成功可以是团队发现的可供团队、护理病区或整个医疗机构商议和实施 EBP 方式的数量。如果团队找到一个能够在整个医疗机构内使用的标准有效的实践方式，解决了由当前不同实践方式导致的安全问题，团队就会有成就感。成功也可以根据可交付成果的质量衡量。例如，项目的研究结果表明现有证据不足以证明有必要改变当前的实践方式，团队也会因为这个发现而产生成就感。

衡量成功度时还要考虑项目是否满足了利益相关者的需求。例如，有的团队会把客户对可交付成果的满意度定为项目成功的标准。第一，团队先要对客户本身有个清楚明确的认识，如客户可能是要求 EBP 改变的护理人员，也可能是会受到改变影响的其他医护人员。第二，团队还要了解提高每位客户满意度的因素。其他衡量成功的标准还可以是团队成员和其他员工新掌握的 EBP 能力的高低，或者是 EBP 项目如何影响了员工对 EBP 的态度。

明确实践问题

为取得最大程度的成功，团队需要制定一份清楚全面的问题说明书，阐述如何协调实践问题与医疗机构的整体发展情况。例如，一个 EBP 团队在搜寻预防跌倒的最佳实践方式，他们应该意识到这家医院正在制订病床更换计划。在这种情况下，团队也许会决定缩小实践问题的范围，去研究病床警报器对减少跌倒情况发生的有效性。

团队还需明确医疗机构内外所有的利益相关者。利益相关者是指"积极参与项目或因项目的实施或完成而受到有利或不利影响的……个人或组织"（PMI，2008，p. 23）。在了解所有利益相关者对项目的要求和期望后，EBP 团队可以利用不同利益相关者的影响力来确保项目的成功。如某个 EBP 团队想要找到评估肿瘤患者呼吸困难情况的最佳实践方式，团队里负责住院患者的护理人员发现，不管 EBP 团队决定使用哪种实践方式，在肿瘤门诊区工作的护理人员都会不假思索地在工作中使用。在这种情况下，具备足够敏锐力的团队领导者就会去邀请一位门诊区的护理人员加入 EBP 团队，让他有机会了解 EBP 流程，从而使其最终能够在自己工作的临床区域里开展类似的EBP 项目。

团队在制作项目进度表时要根据实际情况确定项目进程，因此要考虑以下时间因素：每位成员对项目投入的时间（他们何时以及每隔多久能参与项目活动）、每项活动预期持续时间、任何影响进度的外部因素（例如，何时能完成试行测试取决于从机构外购买产品的到货时间）、可用资源的使用时间段或时间限制（如会议室在某些时间段无法使用）。

条理性

取得 EBP 项目成功的第二个关键点在于项目的条理性。团队要清楚自己需要完成哪些事情以及怎么去做。如前文所述，工作分解结构可以用来表示团队需要开展的各种活动。团队成员借助约翰·霍普金斯大学护理循证实践（JHNEBP）项目管理工具（Newhouse，Dearholt，Poe，Pugh & White，2007）可以画出 PET（实践问题、证据、转化）流程的基本环节，这样团队成员就无须一次性了解全部流程。团队利用工作分解结构先搭建项目的大体结构，随着项目的进行再逐渐细化。如在项目起始阶段，由于团队还没有完成证据分析，无法提出改变实践的建议，那么转化阶段的具体环节就要等到团队决定试行哪种改变方式后才能确定下来。

制订项目计划时，团队还要根据成员的个人能力和目标分配任务。合理分配任务既可以提高成员应用现有知识和技能的水平，又能锻炼他们掌握新能力，为未来开展项目做准备。此外，团队还要对项目任务进行合理排序并估算完成每项任务所需的时间。在管理大型复杂项目且项目中有很多任务都是相互依赖时，项目评审技术（Program Evaluation and Review Technique，PERT）表将发挥重要的作用。管理与商业行政管理互联网中心有限公司（Internet Center for Management and Business Administration，

Inc，）建议该技术包括下列步骤（2009）：

1. 确定具体活动和里程碑；

2. 合理安排活动的先后次序；

3. 构建网络图；

4. 预估耗时；

5. 随着项目进展修改项目评审技术表。

图 6.3 是某 EBP 项目的 PERT 表。

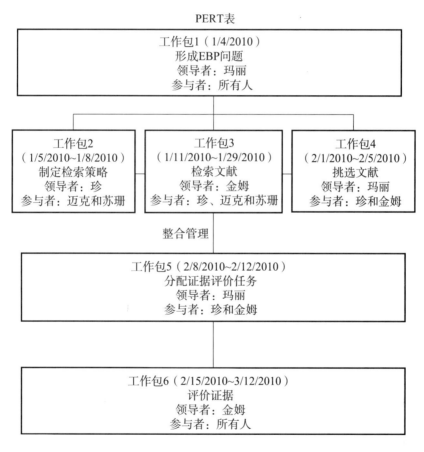

图 6.3　PERT 表范例

巧妙规划

制订项目计划仅靠 EBP 项目主管的一己之力是不可能实现的，项目的成功需要整个团队参与规划，让团队成员对 EBP 项目产生"主人翁"意识。项目主管通常负责把正式的项目计划整理出来，而团队其他成员则可以协助主管充分利用一切可获得的观点和专业知识，为项目计划献计献策。

精心制作的项目计划通常还包含工作质量的衡量标准。团队使用明确、可衡量的标准检验项目工作，只有在满足特定标准后才能进行下一步。例如，项目计划规定要在 6 个数据库中使用特定的关键词进行证据检索，团队只有在按照这个规定搜索完全部 6 个数据库时才算完成任务。在明确检索策略后，团队要依此判断检索工作是否按计划进行。

在开展 EBP 项目时应记住：尽力取得最好的结果，但不要追求完美。面对着相互竞争的优先事项以及有限的时间、资源，团队不可能完美地完成项目的每个环节。但使用项目管理工具可以帮助团队以合适的方式解决每项任务。

如果团队成员还要承受项目之外的压力和工作量，团队领导应懂得灵活变通，想办法降低项目的复杂度。把 PET 流程各阶段分解为成员有能力处理的小任务可以降低复杂度。例如，某个项目的转化阶段需要使用新的颅内压监测系统，此时该团队可能需要用到"分解战胜术"。他们可以把规程和现有的自学材料分解成不同部分，然后逐一修改。团队领导在必要时可根据具体情况重新分配任务。

在团队试图去预测潜在的障碍或风险以及制订处理这些问题的措施的情况下，项目规划会取得最佳效果。团队在制定计划时总应思考这个问题：哪里会出差错？有些问题的出现其实是可以预料到的。例如，团队在转化阶段需要采购新设备，可能出现的风险就是在需要用的时候新设备还没到货。但并不是所有风险都能预测到。如流感暴发导致项目试点病区人员配备不足，团队无法在规定的时间内实施计划好的改变。因此，团队在制订项目计划时要留出处理意外情况的时间，或者把制订好的应急计划纳入项目计划中。

制定控制措施

制定控制措施是确保 EBP 项目成功的关键步骤，这些措施包括设立里程碑、监控项目计划、跟踪项目支出和确定沟通计划。

设立里程碑有助于团队有效监控项目的进展。清楚明确的里程碑，或者称阶段性目标，是指团队在特定时间段内应完成的任务。例如，在 PET 流程的证据阶段，团队可以将里程碑设定在 2009 年 5 月，规定在此之前完成机构内外资源的证据检索。还可以将 2009 年 6 月定为另一个里程碑，要求团队在此之前完成所有证据的评估。里程碑是团队成员共同努力的目标，通常根据工作分解结构或甘特图来设定，后者可帮助团队以图形的方式跟踪项目进程。

团队需要定期跟踪和评审项目以发现计划中任何需要修改的地方。监控项目计划的进程能让团队尽早发现问题。追踪里程碑的完成情况可帮助团队确定计划中列出的任务是否已按时完成。有时候团队会低估完成某项任务所需的时间，病区的预算会因此受到影响，因为要为护理人员额外付出的时间支付费用。如果团队能及时发现这类情况就能尽早采取补救措施。

管理项目的另一种方式是跟踪项目的开支情况。并不是所有的 EBP 项目都需要额外的资金支持或编制正式预算。尽管如此，团队仍要记录与项目有关的各项开支，做好财务问责方面的安排。如某个团队由于 EBP 项目的沟通计划需要发生计划外的复印和打印费用。如果监控到这笔开支，团队就能采取针对这种情况的纠正性措施，如减少纸质文件的使用。如果实施转化策略则需要资金的支持，那么提前做好预算会让团队受益匪浅。咨询在编制预算方面有经验的科室行政管理者或经理有助于团队提前发现计划中可能出现的变动，这点对耗时超过计划的转化项目尤为重要。在完成预算编制后，团队在实施转化的阶段要随时控制项目开支。

最后，为保证项目朝着正确的方向发展，团队需要制订沟通计划。撰写沟通策略的方法可以提醒团队成员向利益相关者报告项目的进展情况。这样通常可以促使团队随时关注项目是否按计划进行，因为一旦出现延迟情况，团队就能立即发现，而利益相关者有可能会要求团队制订补救措施计划。

EBP 项目管理技能和能力

EBP 需要整个团队的协同努力。成员的不同观点和经验为决定如何转化研究结果提供了重要的参考信息。团队领导应促进成员之间以及团队与利益相关者之间的合作。建立高效的 EBP 团队是一个持续的过程。团队领导在培养成员的有效合作能力方面发挥着至关重要的作用。医疗服务团队的成员需要培养以下 5 个方面的能力：

- 沟通能力
- 任务管理能力
- 情境意识
- 决策能力
- 领导力

（Clay – William & Braithwaite，2009）

沟通能力

团队的沟通能力是决定任何项目成功或失败的关键因素之一。组建 EBP 团队是为了实现共同目标。成员之间的沟通是基于彼此间的互相尊重以及对每位成员为团队贡献的知识和技能的重视。实现有效沟通的前提是要学会积极倾听，这包括：

- 聚精会神倾听讲话者
- 在小组中避免和其他成员私聊
- 用身体语言表明自己在认真聆听讲话者的话
- 通过反馈来展示自己对听到内容的理解
- 让讲话者讲完自己的想法再做出反应
- 以坦率恭敬的态度给予恰当的回答

当团队成员提高以下能力时，他们的沟通能力也会有所增强：学会提问，以此来澄清自己的理解；全神贯注倾听对话；发现说话者的观点；质疑说话者的观点，使他从另一个视角看待问题。在被要求给予反馈时，EBP 团队应以坦率和带有鼓励性的态度及时表达自己的意见，并在收到反馈意见时以包容开放的心态做出回应。

EBP 团队里的护理人员需要留意其他成员的沟通方式，以及任何可能阻碍有效沟通的文化或个人因素。EBP 项目主管也要发现适合团队内沟通的途径，留心成员的沟通方式和需求。团队内的沟通应围绕着项目目标展开，并确保每位成员都能及时收到信息。

任务管理能力

EBP 团队应能高效且有成效地管理项目任务。在面对不断变化的优先事项时，团队成员应具备足够的处理能力，并在必要时将紧急任务列为最优先处理的事项。团队要保证成员有充足的资源和时间去完成任务，经过深思熟虑后再分配任务，必要时可重新进行任务分配（Clay – Williams & Braithwaite，2009）。

情境意识

团队的运转需要所有成员具有共同的心智模式。每位成员都要了解自己扮演的角色、承担的责任和对项目的贡献。EBP 团队中的护理人员应能敏锐感知病区、科室和医疗机构内的权术之争和权力结构。如果项目得出的结果是建议采取有悖于医疗机构使命或服务机构政策的行动，那么这个项目就注定会失败。个体文化差异性和组织文化规范会影响机构员工对实践改变的态度，所以团队成员必须要懂得如何处理文化多样性方面的问题（PMI，2008）。要想对项目结果施以影响，就需要了解利益相关者的动机和顾虑，具备积极倾听的技能和巧妙的谈判能力，赞赏他人的付出，以及善于以建设性的方式给予和接受反馈意见。

决策能力

制定决策是 EBP 流程转化阶段的关键环节。在整理、分析和综合证据后，团队就要决定采取哪种转化策略。团队中的护理人员需要懂得如何评价不同方案的优缺点、选择最佳的解决方式、确保赢得他人对实践改变的认可、制订改变的试行计划以及评估项目目标的达成情况。如果所有成员都具备这些能力，那么团队在决策时就会更容易达成共识。

领导力

EBP 团队的领导者应具备有效的团队合作技能。真正的领导者能够打造一个凝聚力强的团队，激励每位成员为共同的目标努力。信任和尊重是这个能力的两大关键因素。团队领导者设定并维持愿景，让团队关注的焦点始终集中在实践问题上，探讨实施改变的机会，并制订转化研究结果的行动计划。此外，还要考虑团队中的成员是否有能力完成分配的任务，在必要时可召集其他成员帮助能力不足的成员。为保持团队的凝聚力，领导者要保持积极向上的态度，给予他人鼓励和支持，以参与式的领导风格带领团队。

例证

分心和中断给药

　　一家学术型医疗中心的儿科护理人员在思考这个问题：护理人员分心和中断给药是否会影响他们按照五项给药原则完成给药过程，如果是的话，这些事件如何影响他们的给药过程？为了找到解决这个问题的线索，该小组在线上事件报告系统中发出询问，还组织了临床护士的焦点小组访谈来了解具体情况。他们发现，护理人员普遍认为分心和中断给药是他们未遵守给药五项原则的原因之一。了解到这一点后，小组开始着手进行 EBP 项目，旨在调查给药过程中存在哪些导致护理人员分心和中断给药的事件，以及如何减少这些事件的发生。鉴于给药安全已是这家医疗中心关注的重点事项，小组就集中精力去解决 EBP 项目执行过程中的资源、时间、项目范围和财务限制这些问题。

例证

克服重重困难

完成项目需要资源。团队成员需要在 EBP 和项目管理这两方面都具备知识、技能和经验。给药安全护士是一位护理专业型博士生，在这个儿科团队中担任项目主管。团队中还包括一位护士长和一位倡导 EBP 的在病区工作的临床护士。为了让每位成员都能在项目中充分发挥自身的能力，每个人都需要对医疗中心使用的 EBP 模式有一些基本了解。

为了达到协同增效的效果，EBP 团队与医院的临床护理质量改进（Nursing Clinical Improvement，NCQI）委员会合作，该委员会成员接受过 EBP 培训并担任 EBP 项目计划和实施阶段的导师。来自导师的指导、简单易用的工具以及关于 EBP 项目及其与临床护理相关性的书面总结，都有助于培养团队的 EBP 项目管理能力。团队在提炼实践问题、评价据据和制定转化策略时还进一步得到了博士生导师的专业指导。其中一项策略是观察给药过程中发生的给药中断事件。项目主管向一所护理学院的学生寻求帮助，为项目获得了额外的资源。这项策略帮助团队赢得了他们所需的支持，还让学生有机会切身体会 EBP 流程，增加了实践经验。

护理管理者认识到项目对整个医疗中心的重要性，于是将该项目列为优先事项，允许团队成员从日常工作中安排出时间来完成项目任务。在一整年里，临床护理质量改进委员会的每月例会都会安排一小时专门用来讨论项目的进展。护士长也在病区层面对项目给予了支持，允许团队中的临床护士有 20 个小时的工作时间来参加与项目有关的活动，而不用承担任何患者护理工作。项目主管将循证转化策略的试行项目作为其博士课程作业的一部分。从项目一开始，项目主管就要理解、清楚表述并契合医院和学校的不同期望，制定进度表来确保双方的同步。

即使项目的进度表是经过深思熟虑后制定的，而且得到了他人的认可，项目也仍有可能出差错。为保证项目按计划进行，团队需要预测可能出现的问题。如这个 EBP 团队原计划采集 304 个护理人员分心和中断给药的事件作为基线资料，但仅仅两天（周二和周四）团队就采集到了想要的样本量（n＝304）。对样本采集进行合理评判后，团队认为样本在数据采集日方面的变化较小，考虑是不是应该在不同的日子采集更多的数据。团队成员要在保证高质量研究、延长项目进展和重新召集同一批数据收集员这三方面权衡抉择。在比较了收集额外数据对项目进展产生的短期影响和对研究质量产生的长期影响后，他们决定在除周二和周四外的其他日子里收集更多的数据。

这个 EBP 团队明确定义了项目的范围并限定在一个儿科病区内实施。团队与临床护理质量改进委员会中来自其他科室的成员讨论问题陈述和证据评估方面的事项，这引发团队思考是否应使用多种不同的转化途径去探索。在反复提炼问题并评判性地评估证据后，该团队确定了项目的四个目标，以指导决策并确保团队的工作焦点始终集中在证据转化上。这四个目标分别是：

1. 描述在某个设有 24 床位的青少年内外科病区，护士感受到的和研究者观察到的护理人员分心和中断给药的事件；

2. 探讨观察到的事件发生频率与护理人员感觉这些事件发生频率之间的关系；

3. 确定药物存放地点是否影响这些事件发生的频率和类型；

例证

4. 描述护理人员工作环境中的变化（包括培训干预措施）对实际发生的和护理人员认为发生的分心和中断给药事件的效益。

在选择转化策略前，项目主管完成了预算的编制，明确与项目有关的各项开销。尽管项目开支并不高，但如果没有资金的支持，团队的 EBP 培训部分就无法进行。团队成员在寻求资金支持的同时继续制订 EBP 培训计划。在导师的鼓励下，团队成员申请到了一笔研究经费，该经费每年会给予一个由护理人员领导的在患者安全领域最有希望成功的护理质量改进/研究项目。

所获经验

团队在实施 EBP 项目中收获的经验：

1. 组建合适的团队。一个团队可以设计出完美的项目计划，整合最新的数据，制定考虑最周全的进度表，但团队中如果没有尽心尽力、有才能、在不同领导和临床层级工作的 EBP 倡导者，取得项目的成功也非易事。

2. 高效灵活地安排时间和进度表。要清楚明确地陈述问题、该问题对临床护理的影响以及项目所需的资源。向项目的关键利益相关者提交清晰的行动计划，包括项目设定的里程碑和完成各项任务所需的时间。重点关注项目的质量。在能改进项目结果的情况下，可以适当调整进度表。

3. 确保团队专注于项目工作，保持敏锐的头脑。制作并经常参考项目"章程"，这个章程可以是一份总结了项目目标、目的和结果的书面文件。它是引导项目发展的指南。对可能影响项目范围、意图和整体成效的情况保持警觉。

4. 在必要时寻求帮助并探索可能获得资金的所有途径。不要羞于开口！列出可能帮助团队获得资金的医疗机构领导者，向他们介绍项目内容和理念，使项目需求与医疗机构的愿景、价值观或科室的目标保持一致。要思考一个问题："这个项目能为团队成员或整个医疗机构带来什么？"

5. 充满激情、积极乐观。选择能吸引团队兴趣和激励团队成员的实践改变领域。热情（或缺乏热情）具有感染力，所以即使在项目没有按照计划进行时也依然要保持真诚热切的态度。有"认为自己会成功"的想法才会取得 EBP 项目的成功。

结论

项目的成功意味着团队实现了项目范围、时间、资源和成本方面的目标。在按照精心制订的项目计划去解决实践问题、制定并实施转化策略、评估试行改变的影响并最终实现预期结果时，团队成员会感受到极大的成就感。通过有效管理 EBP 项目，护理人员因为把可获得的最佳证据转化成为了实践而体会到了很强的满足感。掌握项目管理知识和技能让护理人员更加自信，相信自己有能力去搜寻、评估和转化证据。随着每个新 EBP 项目的进行，护理人员的专业能力也在不断提高，他们将有能力去协助同事解决未来的 EBP 问题。

参考文献

Association for Project Management. (2006). *APM Body of Knowledge definitions* (5th ed.). Bedfordshire, UK：APM Publishing.

Clay – Williams, R. & Braithwaite, J. (2009). Determination of health – care teamwork training competencies：A Delphi study. *International Journal for Quality in Health Care* 21, (6), pp. 433 – 440.

Gantt, H. L. (1974). *Work, wages, and profits.* Easton, Pennsylvania：Hive Publishing Company.

Ginn, D. & Varner, E. (2004). The design for Six Sigma Memory Jogger：Tools and methods for robust processes and products. Salem, NH：Goal/QPC.

Internet Center for Management and Business Administration, Inc. (2007). PERT. Retrieved June 29, 2009, from www. netmba. com/operations/project/pert

Kaufman, D. S. (2005). Using project management methodology to plan and track inpatient care. *Joint Commission Journal on Quality and Patient Safety*, 31 (8), pp. 463 – 468.

Lipshutz, A. K. M., Fee, C., Schell, H., Campbell, L., Taylor, J., Sharpe, B. A., Nguyen, J., & Gropper, M. A. (2008). Strategies for success：A PDSA analysis of three QI initiatives in critical care. *The Joint Commission Journal on Quality and Patient Safety*, 34 (8), pp. 435 – 444.

Newhouse, R. P., Dearholt, S. L., Poe, S. S., Pugh, L. C., & White, K. M. (2007). *Johns Hopkins Nursing Evidence – based practice model and guidelines.* Indianapolis, IN：Sigma Theta Tau International.

Pearce, C. (2007). Ten steps to carrying out a SWOT analysis. *Nursing Management UK*, 14 (2), p. 25.

Project Management Institute, Inc. (2008). *A guide to the Project Management Body of Knowledge. (PMBOK guide).* (4th ed.). Newtown Square, Pennsylvania：Project Management Institute, Inc.

Schwalbe, K. (2007). *Information technology project management* (5th ed.). Boston, MA：Thomson Course Technology.

测量并管理 EBP 结果

当今医疗服务业的首要使命是在保持护理质量持续改进的同时以最高效、成本效益最大化的方式提供服务（Schuster，McGlynn and Brook，2005）。实现这个目标必定需要开展测量、管理护理结果的项目。使用 EBP 是为了运用证据获得最佳护理结局，为患者提供最优质的护理。

当前关于医疗服务政策的争论主要集中在比较效益研究（Comparative Effectiveness Research，CER）的使用上。比较效益研究是指在预防、诊断、治疗和监控临床疾病或改善护理结局和服务方面，比较不同措施的优缺点，从中产生、合成相应的证据。比较效益研究旨在帮助服务对象、临床医护人员、医疗服务购买者和政策制定者做出知情决策，以改善个体和人群层面的健康照护服务结局。另外，比较效益研究也被视为既能保证护理质量又能降低急剧上涨的医疗费用的切实可行的方法（Institute of Medicine，2009）。

Block（2006）列出以下原因来说明测量、管理结果的必要性：

1. 对质量进行定义（并量化该定义）的需求
2. 对测量护理有效性和适宜性的需求
3. 对控制医疗费用（效率）的需求
4. 对提高医疗服务安全的强烈呼吁
5. 在 EBP 环境中的医疗服务者要求为患者选择合适且有效的护理和治疗方式
6. 医疗服务购买者对性价比的要求（成本和有效性之间的平衡）
7. 服务对象对医疗服务信息的需求和对医疗服务透明度的要求
8. 医疗服务业的巨大差异性

9. 对设定基准的需求

10. 对报告和比较医疗服务的需求

什么是结果？

在工作中我们一般将"结果"理解为患者的健康状况或行为中发生的可测量的变化。早在 150 多年前医疗服务提供者就开始测量结果了。在 19 世纪中期克里米亚战争期间，弗罗伦斯·南丁格尔（Florence Nightingale）测量并记录了护理结果。1917 年，内科医生厄尼斯德·考德曼（Ernest Codman）呼吁在实践中应用他称之为"最终结果"的想法。他号召医院测量并报告患者护理的"最终结果"，通过这种方式来提高医院员工的工作表现。考德曼被他的同辈视为怪人，在他之后的 50 年里再也没有多少关于护理结果方面的记录。考德曼在其《医院最终结果报告》的后记中写道："谁知道，也许有一天有人会从图书馆里找到这本书，掸去上面的灰尘，拿去给某位孤寂的医院受托人看。我相信，哪怕只有一家全科医院会全面彻底地按照这本报告去做，其他医院最终都会去效仿它的做法"（Codman，1917）。现在我们就在追寻他的梦想。

评价框架

目前使用的结果评价方式始于 Avedis Donabedian（1966）提出的护理质量评价框架，该框架包括三方面：

1. 结构：提供护理服务的地点在哪里？护理理念是什么？人员配比的情况如何？有关场所及/或器械的可利用性或类型的情况如何？

2. 过程：护理过程中做了什么？患者接受的治疗方式是否合适？护理干预是否正确？

3. 结果：护理人员的干预结果是什么？

直到今天，该框架依然对评价医疗服务起着重要的作用。但当我们将该质量评价框架与医疗服务联系在一起时会发现，随着时间的推移，评价的重点从安排（准备好合适的用物）转移到过程（正确的操作）再到最近对结果（获得好的结果）的重视。

结果类型

在护理研究领域，有些学者针对结果评价提出不同的分类法或模型。Lang 和 Marek（1990）指出了衡量护理有效性的 15 个指标：患者的生理、社会心理、机能、行为、知识、症状控制、家居环境维护情况、幸福感、目标实现情况、患者满意度、安全性、护理诊断的解决措施、护理措施的实施频率、护理费用和再入院情况。Lohr（1988）探讨了 5 个负面结果：死亡、疾病、残疾、不适和不满。Hegyvary（1991）提出了 4 类结果评价：即临床、机能、经济花费和感知。Jennings，Staggers 和 Brosch（1999）基于文献的回顾，认为评价结果有 3 个方面的指标：以患者为中心、以护理提供者为中心和以医疗机构为中心的结果。他们还提到了第四个方面的指标，即以人群为中心的结果，但尚未在这点上展开讨论。

本文作者基于对护理费用和照护结果的数年工作和研究经历提出对直接和间接护理实践均具有重要意义的 5 个方面结果：

- 临床
- 机能
- 感知
- 过程或干预
- 应用或管理

在转化证据的过程中，护士需要使用具体而全面的结果评价框架，该框架允许护士考虑对所有可能重要的结果进行测评（Kleinpell，2001，Flarey，1997）。

临床结果

临床结果是以患者为中心或根据某种疾病进行测量。这是我们最熟悉的一类结果。我们可以通过不同的生理指标来衡量临床结果，这些指标通常都反映出某种疾病某一方面的情况。例如，生命体征的变化、实验室指标的变动、体重的增减和创伤的愈合情况。

机能结果

机能结果是测量患者对健康问题的反应和他们对健康问题的适应性，包括患者生理机能的维持或改善以及他们对自身病情的适应情况。例如，患者进行日常生活活动（Activities of Daily Living，ADL）的能力和独立进行日常生活活动的能力，包括出门买菜、去教堂、看医生和开方拿药。此外，测量机能结果时还要考察患者的生活质量。常用的测量工具，如 SF12 或 SF36 量表，可用来评估患者对自身疾病及生活状况的应对情况，以及疾病是否导致生活质量下降。

感知结果

感知结果着重于从患者的角度考察护理结果，也就是患者自我报告对护理服务的体验，对护理服务的满意度，与健康照护提供者的相处度，以及对自身疾病或治疗方案的了解程度。许多护理干预措施里都包含患者教育内容，这也是护理服务中的一项必要措施。测量感知结果还包括调查健康照护服务提供者对照护和工作环境的满意度。

感知结果在护理和健康照护领域越来越受到重视。医疗机构在转化任何类型的证据时必须要考虑实践的改变对患者和护理人员满意度的影响。

过程或干预结果

过程或干预结果是测量治疗或照护服务的适宜度，也就是测量健康照护提供者的医嘱或干预措施，或者它们对其他方面结果的影响。这类结果的衡量是以健康照护提供者为中心。在评估证据转化的结果时，我们衡量的很多方面都涉及过程或干预的结果。联合委员会的核心测量标准大多是关于过程或干预结果的测量。该委员会制定这些测量标准是为了促进优秀的研究结果在日常临床实践中的应用。在日常实践中使用的、基于证据且针对护理的过程结果进行测量的标准有很多，如预防跌倒措施的执行情况，为预防压疮制订的患者翻身计划，以及通过药物重整防止给药差错的情况。

应用或管理结果

应用或管理结果的测量是以医疗机构为焦点，通常是测量医疗机构整体的护理质量。这些测量标准一般都是量化标准，对患者整体进行统计测量以考察整个机构的有效性。有些测量标准早已被用来衡量医疗机构的整体表现，如患病率和死亡率。管理结果的测量标准包括住院时间、护理费用（总费用和特定类别的护理费用，如实验室和药房的开支）、急诊就诊量、入院率和再入院率。

结果评价

结果评价包括结果的测量和管理。

- 结果测量是指描述和/或量化结果
- 结果管理是指提供安全、及时、有效、高效、平等、以患者为中心、优质且易获得的医疗服务的过程

因此，结果评价是所有 EBP 工作的核心。它不仅是团队在进行任何证据转化时需要考虑的最重要事项，而且它还反映了证据转化对成本、质量、绩效和生产力的影响。团队不仅要确定测量哪些方面的结果，还要在确定后思考如何在研究范围内测量这些结果。而更重要的问题则是"转化证据后会对患者产生怎样的影响"。转化新证据能否改善护理结果或至少维持当前的护理结果？

进行结果评价通常是为了：1. 促进医疗机构内部的质量改进以改善护理实践；2. 加强医疗机构的责任感，减少护理实践的变异性，通过与标准比较以改善护理实践。

医疗机构在评价转化证据的结果时需要满足以上两个目的。

McGlynn（1996）认为，测量结果是为了：

1. 服务对象在选择医疗服务提供者或治疗方式时掌握有关信息

2. 设计物质激励措施以有效控制医疗费用、使患者能获得医疗服务或实现优质护理

3. 发现需要提高护理质量的方面

4. 监控并评价政策的变化或新的治疗方式

克林顿政府成立的医疗行业消费者保护和质量顾问委员会（Advisory Commission on Consumer Protection and Quality in the Health Care Industry）通过战略框架理事会（Strategic Framework Board）为制定一套全国性的质量测量标准做出了很大贡献（测量标准详见 http：//hcqualitycommission. gov/final/）。战略框架理事会的工作之一就是制定有关准则，指导医疗机构如何选择测量标准（McGlynn，2003）：

1. 测量标准应与国家层面的目标直接相关

2. 测量标准的使用目的应清楚明确且令人信服

3. 一套通用的测量标准应在使用中尽可能少地耗费资源

4. 一套通用的测量标准不应让数据提供者承担过多负担

5. 一套通用的测量标准应能帮助医疗服务提供者改善护理服务

6. 一套通用的测量标准应能让所有的利益相关者了解更多信息，做出更好的知情决策

7. 一套通用的测量标准应基于医疗服务提供者和使用这套标准的其他关键用户的反馈意见进行完善

鉴于第三条和第四条，一套通用的测量标准应只包含对标准选择和实践改进都有用的少量关键测量标准，而不是一套综合性的、包含所有可接受标准的测量体系。

这些指导原则可直接用于所有领域的护理实践。在思考测量哪些方面的结果以了解证据转化的有效性时，也需要充分考虑上述指导原则。

选择需要测量的结果很重要，但也很困难。制订计划是取得结果测量项目成功的关键一步。在决定要测量哪些方面的结果时需要思考以下问题：要测量什么？为什么测量这方面的结果会对改善护理很重要（不管是出于机构内部及/或外部因素）？结果测量计划会产生怎样的影响？帮助数据采集人员了解流程的每一步会对项目产生积极的作用。开发或采用某种数据采集工具不仅利于结果测量过程的顺利进行，还能保证采集和记录结果的方式一致。在选择或开发结果测量工具时需要考虑以下方面：

- 患者人群
- 使用工具的环境
- 测量目的
- 结果的定义
- 测量的详细说明
- 时间安排（何时采集数据以及需要的时间）

结果评价流程

测量、管理结果的流程分为七个步骤：

1. 问题描述
2. 结果描述
3. 团队组建
4. 结果测量计划
5. 数据采集
6. 数据分析和展示
7. 转化证据

问题描述

确定所工作的病房中存在的问题，将医疗机构关注的重点（如高成本、高开支、高收容量或高风险问题）进行优先顺序排列，为项目争取到所需的资源（时间、人力和资金）。确定证据转化的重点，如提高绩效、制定患者安全方案或者开展预试验。最后还要思考以下问题：谁想得到这些信息？他们想知道什么？他们为什么要知道这些？通过这种方式确定有哪些人会对结果评价感兴趣，并在此基础之上设计出合适的结果评价流程。

结果描述

结果评价流程的第二步是发现、定义并描述要测量的结果。大多数护理人员在进行这一步时都需要他人的协助，以确定测量哪些结果最为合适。首先要明确有哪些结果对转化证据有重要作用。仅仅考虑临床结果就行还是也要考虑感知和管理方面的结果？例如，针对患儿因急性哮喘恶化在急诊室接受 β 受体激动剂治疗的情况，你打算比较多剂量吸入器和气雾剂的疗效。这时，你不仅要关注动脉血气值的变化和药物对心率的影响，还要考虑患者在急诊科的治疗时间和医院的入院率。在转化证据前一定要把前文所述的五方面结果考虑一遍，确保已经思考过所有关于证据转化的重要问题。时刻提醒自己要把结果评价设计得越简单越好，至多测量五方面的结果。

此外，还要考虑最佳实践医疗机构或其他组织的做法，你也许了解到它们正在你研究的领域中开展某些项目，了解这些信息能帮助你选择适合测量自己项目结果的标准。确定测量标准的另一种方法是设定基准。看看与你所在医疗机构相似的其他机构的测量标准，或者是那些在临床领域处于领先地位的机构选择了哪些测量标准。这类机构也许还为护理服务制定了临床实践指南，其中可能就包含附有具体说明的结果测量标准。

此外，在网上很容易搜到各州和全国性的结果测量标准，如美国护理质量指标数据库（National Database of Nursing Quality Indicators，NDNQI）、质量指标项目（Quality Indicator Project）、美国医疗服务促进研究所（Institute for Healthcare Improvement，IHI）、美国国家临床实践指南数据库（National Guideline Clearinghouse，NGC）和美国医疗保健研究与质量局（Agency for Healthcare Research and Quality，AHRQ）。许多专科护理组织和美国护士协会（American Nurses Association，ANA）也制定了实践标准或临床实践指南，查看这些也能了解到有用的信息。不管是研究哪方面的临床问题，你都能找到许多适合自己研究内容的测量标准样例。如果你不擅长制定这类标准，你所在的医疗机构也不必担心，直接使用那些已发布的且适用于其他机构的测量标准也是个不错的选择。

团队组建

结果评价流程的下一步是团队组建。有意思的是，这个流程与 PET 流程有相似之处，二者在团队组建和积极开展跨学科合作方面都使用同一套原则。在当今的医疗服务环境中，当你在某个临床领域遇到问题需要收集数据时，先想想这个过程会涉及哪些人。团队需要在研究问题上达成一致并决定要测量的结果和需要收集的数据。还要讨论有哪些专业人士会影响到这个流程，哪些人能协助数据的采集，哪些人会阻碍数据的采集。邀请利益相关者参与，以明确存在的问题，哪怕这意味着某些工作你要从头再来一遍。明确项目需要的专家、负责协调的人员和倡导者，确定实施阶段所需的专业人士。再想想这些人是否需要全程参与其中。如果你想让和项目有关的人都成为团队成员，那么在实施阶段，参与临床问题解决的人都应该成为团队的一分子。还要注意的一点就是，测量结果的过程可能需要与他人合作、获得他人的认可。从策略上讲，建立合作关系能够为结果评价流程赢来更多的支持。

最后一点，在结果评价流程中要保持谨慎的态度。每次制定决策时都应在会议记录或项目计划中记下这些决策。这样不仅利于记录的标准化，以便于他人重复。如果有在项目后期加入团队的专家询问团队当初为何这么做或不这么做的时候，这些决策记录也能派上用场，以助于解答这类问题。例如，团队的第二次会议上，有七个人进行了讨论并决定在评价过程中排除或不排除某个患者群体，查看决策记录就能了解决策背后的原因。团队在进行分析、提出建议和实施转化的时候，这些记录也是很有用的参考信息。

结果测量计划

结果评价流程的第四步是决定需要测量哪些方面的结果。为了正确测量结果，团队要确定采集的数据及其类型。例如，你对测量护理费用很感兴趣，这就需要收集行政管理方面的数据，可能要从医院财务数据库、保险索赔或实验室或药房系统中采集数据。临床数据通常从患者医疗记录中就能获得。

接下来是讨论项目所需的数据量（病例数、表格数和月数等）以及数据采集的持续时间。数据采集的持续时间取决于能显示出结果差异的病例数量。就质量改进而言，如果使用的是快速循环改进模型，可能在很短时间内就能完成数据采集。如果研究的是患者满意度或患者就诊流程中的某个问题，采集过程可能会持续数月，否则无法从数据中看出结果发生了哪些变化。

下一步是确定采集人员。但在此之前应明确的是，需要采集原始数据还是从团队收到的报告中提取数据。时刻提醒自己要使用最简单的数据采集方式。让护士采集数据通常被视为最简单的采集方式，但在此之前需要明确是否有其他人已经开始收集有关数据。

最后还要考虑是否存在对结果测量产生影响的因素，如可能会影响正在测量结果的危险因素或变量。如果你发现了任何影响结果测量的因素，就要想办法对这些因素造成的影响进行测量和控制。例如，你从文献中得到的研究证据表明，针对充血性心衰患者（属于高成本和高收容量问题）的某种干预措施既改善了结果又降低了医院的再入院率。那么有哪些因素会影响心衰患者的结果测量？如不同的保险公司采取不同的方式管理心衰患者，或患者在年龄和并发症情况方面的差异等。在发现这些可能影响结果评价的因素后，再思考如何尽力控制这些因素所造成的差异，或至少对这些差异进行测量并做出解释。你可能还需要考虑是否需要把不同保险类型、年龄和其他并发症情况当作数据或变量进行收集。

数据采集

数据的记录方式和记录载体的确定常常是最难做出的一项决策。先评价你所在医疗机构的信息技术平台的可利用性，然后再决定是人工采集数据还是借助信息技术平台进行数据采集，如手持设备或经过直接扫描就能把数据输入数据库的采集工具。

在这一阶段，你需要检测并评价正在收集的数据是否准确、完整。在获取数据时遇到意料之外的困难了吗？数据是可获得的吗？是否按照计划收集到了数据？还要考虑数据采集过程的信度以及你收集到的信息是否具有一致性和可复制性。例如，你重复测量了同一个变量，两次得到的结果是一样的吗？最后，确定测量技术的效度，也就是说，正在收集的数据是否是你预计测量的内容？

数据分析和展示

采集完数据后需要对采集结果进行分析和展示。分析数据时团队可能需要一位统计员协助选择适宜的统计分析方法。

续表

例证

点。如年龄、摄入和排除量、体重、脉搏、住院时间。这是度量级别中的最高一级。

集中趋势指标

- 平均数：算术平均数
- 中位数：居于数列中间位置的数据
- 众数：一组数据中出现次数最多的数据

差异/离散指标

- 全距：最大值与最小值之间的差距
- 正态分布：数据分布的曲线呈钟形
- 标准差：用来衡量一组数值中各数值偏离平均值的程度。当各数值较接近平均值且钟形曲线较陡时会得到一个较小的标准差。当各数值自平均值分散开来且钟形曲线较平坦时会得到一个较大的标准差。

与工具/仪器有关的测量概念

- 信度（Reliability）：仪器测量出的数据具有一致性，并能准确反映测量对象特征的实际尺度
- 效度（Validity）：结果测量中的三种重要效度
- ◎ 内容（Content）效度：测量工具足以涵盖研究范围吗？
- ◎ 效标（Criterion）效度：测量工具测评得到的数值是否与某个外部标准有关？
- ◎ 结构（Construct）效度：测量工具实际测量的概念是什么？

结果评价时使用的简单统计学方法

- 卡方检验（Chi – square Analysis）：比较数据的不同类别
- T 检验（T – Test）：比较不同的均数
- 皮尔逊相关系数（Pearson's r）：不同变量之间的相关性或关系

整个多学科团队都需要参与研究结果的分析和讨论，全面解读数据并充分挖掘其中有用的信息，以便于后期的成果传播。团队还要决定研究结果的提交对象、使用的报告格式，需要写书面报告还是做口头报告，或二者都需要。在展示研究结果时还应邀请员工参与讨论，了解他们对研究结果的解读或对研究结果不足之处的看法。员工们在这方面有着深刻的见解，常能帮助团队更透彻地分析研究结果。

转化证据

结果评价流程的最后一步是将研究结果应用在实践问题上。整个团队都需要参与决策，讨论怎样实施改变或怎样分配资源。如果发生任何变动，还要针对变动制订后续评价计划。团队有义务向医疗机构内外的专业人士传播项目成果，以便于他人从团队的经历中获取有用信息。

<table>
<tr><td align="center">例证</td></tr>
</table>

运用结果评价流程解决患者跌倒问题

下面这个例子是关于在实践中运用基于证据的干预措施来减少患者跌倒事件的发生。本文将按照结果评价流程的七个步骤分解说明案例。

问题描述

目前，医院里的内科病区大多由 65 岁以上的患者组成，预防患者跌倒自然也成为病区的首要事项。鉴于跌倒事件已被视为一个具有护理质量敏感性的结果指标，运用结果评价流程研究跌倒事件是合适恰当的。相应的实践问题是：有哪些基于证据的最佳实践措施能够降低跌倒率？解决问题的第一步是搜寻证据并制定基于证据的干预措施。

结果描述

评价干预措施需要哪类数据？要回答这个问题需要考虑五方面的结果。最重要的是跌倒率，这意味着要测量临床结果。从哪里可以采集或获得这方面的数据？也许可以从 NDNQI 获得相关数据，如果你所在的医院正在收集这方面的数据，也可以从医院的风险管理系统中找到。

其他方面的结果有哪些是重要的？如果让易跌倒的患者使用有警报器的病床，是否会影响患者的满意度或他们的住院体验。衡量住院体验属于感知结果测量。如果有一项基于证据的措施是为易跌倒的患者安排陪护员，那么你应该怎么做？你可以雇一些陪护员或请患者家属坐在床边进行陪护。评价这项措施的方式取决于这项证据的实施方式。请记住，开展合适的评价需要先收集足够多的数据。但是，数据采集过程还是越简单越好，以免给数据采集人员带来太大的负担。

组建团队

确定项目参与人员。思考实施干预措施所需的专业人员，确定干预措施实施的领导者，以及可能的数据提供者及采集者，还要在各级员工中发现 EBP 的倡导者。

确定结果测量方式

需要采集多久的数据才能看到实施干预措施产生的影响？你可能需要每季度统计一次你所在病区或科室发生的跌倒事件次数。此外，还要明确获取数据的方式或采集数据的人员。

在整个结果评价流程中你需要仔细思考并和团队讨论每件事，避免有考虑不周之处。如果需要采集数据，还要考虑如何记录数据。是设计一个数据采集工具还是将数据记在现有的记录中？

续表

例证
是人工记录数据还是利用电子器材？如何把用来分析评价结果的测量值输入数据库？最后还要和团队讨论是否有任何干扰因素或其他事物影响了你对干预措施的评价。有的话，还要明确有关影响因素的数据并决定是否进行采集。 　　完成证据检索后你发现最佳实践医疗机构会对每位入院患者常规进行跌倒风险评估，对于特定类别的患者，这些医疗机构还会在他们住院期间定期进行跌倒风险评估。通过采集这些数据你了解到跌倒事件发生的时间、跌倒患者的基本情况以及导致这些患者容易跌倒的因素（药物、疾病、年龄、性别、患者亲友给予的支持）。请记住，额外采集的数据够用即可，采集过程越简单越好，不要让数据采集员承受太大的负担。 **采集结果数据** 　　在做出以上决定后按照讨论好的结果采集有关数据，把它们记在这个项目专用的数据记录表中。对所有参与数据采集的人员进行培训并定期向团队报告数据采集的进展。 **分析并展示结果** 　　你是否按计划采集到了数据？没有的话就需要修改评价计划。用统计程序开发数据库，以便于对采集到的数据进行统计分析。按照项目进度表规定的时间点开始进行数据分析。先和团队讨论、解读分析结果，然后在医疗机构内开展大范围的宣传。如果研究结果具有重大意义，也应将宣传范围扩大到机构外，帮助更多的人完善实践方式。 **在实践中运用研究结果** 　　完成评价后，你要开始计划如何在实践中运用这些研究结果，怎样影响医疗机构实施改变。是继续实施干预措施还是根据评价的结果修正措施？你需要和团队讨论如何保证干预措施的实施具有可持续性。明确需要赢得哪些领导者的支持以及可能参与到计划中的其他利益相关者，还要确定需要哪些资源才能在大范围内充分、持续地实施这些措施。

影响结果测量的因素

　　在本章结束前，我们还要讨论影响结果测量的其他重要因素。结果测量必须有明确的目的和目标，且对实施过程中的参与者公开透明。采集这些数据是出于监管或法律规定，还是出于医疗机构内部开展的质量改进或 EBP？参与结果测量流程的人员应了解他们努力的最终目标是什么。为了实现数据采集过程中的合作效益最大化，团队需定期向数据采集人员提供数据报告，原因有两点：一是让参与数据采集的人定期查看他们已经采集的数据并认识到他们的付出产生了重要影响。二是向他人提供数据并进行讨论有助于核实测量对象是否正确、是否应该测量这方面的结果。

在测量结果时还需考虑以下重要问题：

1. 属性：结果测量中的哪部分是由医疗服务提供者产生的？有其他影响结果的因素吗？什么因素对结果造成的影响最大？如果这是你想要测量的方面，这方面真的存在因果关系吗？

2. 测量工具的信度和效度：可能的话，使用已经过他人检验和使用过的测量工具，以及使用已被检验过且基于证据的测量标准。充分利用可获取到的在国家级层面使用的测量标准。如果无法获得可信的和有效的测量标准，团队就需要为项目制定专门的测量标准或数据采集工具。在这种情况下，本章接下来讨论的内容会更具有重要意义，团队应时刻提醒自己注意这些方面的事情。

3. 汇总：许多结果测量值来自患者或个体。思考如何在保留测量值的实际含义的同时汇总这些数值。例如，你在想是以百分数的形式还是用原始数据来表示某方面的结果，取决于你测量这方面结果的目的。

4. 患者自我报告结果：这类结果集中在患者的健康、健康状况、生活质量、患者体验，以及患者满意度（当前正在热议的问题）等方面。近期有多项研究探讨了这些结果的信度和效度。患者自我报告结果通常以调查和问卷的形式进行测量，因为这些方式比通过观察获取测量值的方法更实用、成本更低。

伦理考量

在医疗服务领域，所有类型的结果测量都需要考虑其中涉及的伦理问题。我们要考虑结果数据的目标用户会对数据做出怎样的反应，他们会怎样使用这些数据，以及他们是否会用这些数据来完善实践方式、提高医疗服务质量。此外，数据的来源、信度和客观性，包括从数据中得出的任何结论或推论的效度，这些都值得我们仔细思考。在比较两个医疗服务提供者、医疗机构或是项目实施的情况时，如果你使用了或误用了可能或可能未经过病例组合分析或风险调整的结果数据，你可能会面对重要的伦理问题。这是因为在对比表现或绩效时通常容易引发伦理问题。除非结果数据是经过病例组合分析或风险调整的，否则对比不同医疗服务提供者或医疗机构之间的表现差异根本不具有任何意义。

还有一些情况也会引起伦理问题：1. 向公众和论质计酬项目（Pay – for – Performance/Quality Program）公布结果数据；2. 向医疗服务提供者提供激励措施；3. 拒绝给

予护理服务；4. 数据被玩忽职守或渎职的医护人员使用时。最后，在规划结果评价流程时还要考虑是否会使用任何受保护的医疗信息，这些信息受《健康保险转移和责任法案》（Health Insurance Portability and Accountability Act，HIPAA）的保护。开展医疗机构内部质量改进或 EBP 项目通常都不用向伦理审查委员会（Institutional Review Board，IRB）提交申请，但你依然可以咨询该委员会有关结果数据采集方面的意见，确保在评价过程中使用这些数据不会对患者产生不利影响。

护理结果测量标准

在结果评价过程中，护士负责明确测量哪些结果，以及通过各级的护理服务（包括个体患者、病区和医疗机构/服务机构/实践层面）对结果施以积极影响。一些常用的结果评价标准，如死亡率、患病率、住院时间、护理费用和再入院情况，并没有体现出护理人员对医疗服务起到的促进作用。现在情况有所转变，我们有更多测量护理服务结果的选择。

美国护理质量指标数据库

美国护士协会的全国护理质量中心（National Center for Nursing Quality）制定了一套护理敏感指标测量标准，存储在 NDNQI 中，这是唯一一个对病区层级的护理指标进行采集的数据库（见表7.1）。更多信息详见 http：//www. nursingquality. org/。

表 7.1　NDNQI 护理敏感指标测量标准

指标	分指标	测量方面
1. 患者日均护理时数	a. 注册护士（Registered Nurses） b. 大专护士（Licensed Practical Nurses） c. 中专护士（Licensed Vocational Nurses） 护理员（Unlicensed Assistive Personnel）	结构
2. 患者跌倒		过程和结果
3. 患者跌倒致损伤	a. 损伤程度	过程和结果
4. 针对患儿疼痛的评估—干预—再评估循环		过程
5. 患儿外周静脉外渗率		结果

续表

指标	分指标	测量方面
6. 压疮患病率	a. 社区获得 b. 医院获得 c. 病房获得	过程和结果
7. 精神病患者人身攻击/性侵率		结果
8. 约束具使用率		结果
9. 注册护士教育/认证		结构
10. 注册护士满意度调查选项	a. 工作满意度量表 b. 工作满意度量表—简短型问卷 c. 工作环境量表	过程和结果
11. 技能组合：不同护理人员的护理时数所占比例	a. 注册护士 b. 大专护士/中专护士 c. 护理员 d. 护理服务机构人员的护理时数占总护理时数的比例	结构
12. 护理人员自愿离职率		结构
13. 护理职位空缺率		结构
14. 院内感染（2007 年待定）	a. 导尿管相关尿路感染 b. 中央静脉导管相关性血流感染 c. 呼吸机相关性肺炎	结果

重印自 Montalvo，I.，（2007 年 9 月 30 日）。

国家质量论坛

国家质量论坛（National Quality Forum，NQF）是"一个非营利性组织，旨在提高全美医疗服务质量"，该组织的工作内容包括制定全国性的重点工作和目标以提升医疗服务绩效，促进在全美范围内实施绩效评估和公开报告的统一标准（NQF，2009）。国家质量论坛在其质量数据包（Quality Data Set，QDS）中列出了 15 项护理质量敏感指标测量标准。为加快护理质量的提升，该组织还提出一个通用的技术框架来明确评价绩效所需的临床数据（见表 7.2）。

表 7.2　自愿采用的全国统一护理质量敏感指标测量标准

绩效评价指标

1. 术后患者因可医治的严重并发症而死亡（抢救无效）

2. 压疮发生率

3. 患者跌倒

4. 跌倒致损伤

5. 约束具使用率（约束背心和四肢约束带）

6. 重症监护室患者的导尿管相关尿路感染率

7. 重症监护室和新生儿重症监护室患者的中央静脉导管相关性血流感染率

8. 重症监护室和新生儿重症监护室患者的呼吸机相关肺炎率

9. 为急性心肌梗死患者提供的戒烟咨询服务

10. 为心衰患者提供的戒烟咨询服务

11. 为肺炎患者提供的戒烟咨询服务

12. 技能组合

13. 患者日均护理时数

14. 工作环境量表—护理工作指标（Practice Environment Scale – Nursing Work Index，PES – NWI）

15. 自愿离职

（Joint Commission，2005）

护理结果

在不同专科领域和工作环境里工作的各类护理人员都对不同方面的结果测量很感兴趣。下面列出的结果测量也许能帮助你衡量改变实践所产生的积极效果：

1. 护理的恰当度（按照专业标准）：必要、过度或不足的护理对疾病（糖尿病、哮喘、高血压、抑郁症、心脏病、精神疾病）的影响（高收容量、高成本和高风险）

2. 可能预防的并发症

3. 免疫接种率和免疫程序的完成情况

4. 筛查（癌症）

5. 综合预防保健

6. 产前护理

7. 危险因素

8. 抗生素的使用

9. 生活质量

10. 患者满意度

11. 护士满意度

12. 住院时间

13. 护理费用（总费用或具体服务/产品系列费用）

14. 入院率

15. 再入院率

16. 可能防止的再入院情况

17. 患病率

18. 死亡率

19. 护理人员配比：注册护士/大专护士/护理员比例、护理职位空缺率、离职率、离职医院

20. 慢性病自我管理方面的知识

21. 健康问题对日常生活能力的影响

22. 获取照护服务的体验

23. 严禁事件（Never Event）

高级实践护士常被要求上报测量得到的结果，这些结果不一定与他们提供的护理服务有关。高级实践护士有义务进行结果测评并定期对高级实践注册护士的工作表现进行个人和整体评价。

结论

开展结果评价有助于我们了解改善护理质量和提供安全的干预措施后的护理效果。EBP 流程的关键环节之一是确定并测量有关方面的结果以评价干预措施产生的影响，最终解决实践问题。结果评价也让护士认识到了自己为改善患者生活质量、促进医疗机构进步所做出的贡献。

参考文献

Block，D.（2006）. *Healthcare outcomes management：Strategies for Planning and evaluation*. Massachusetts：Jones and Bartlett Publishers.

Codman，E. A.（1917）. *A study in hospital efficiency*. Reprinted by The Joint Commission on Accreditation of Healthcare Organizations Press, 1 Renaissance Blvd., Oakbrook Terrace, Illinois 60181, 1996.

Donabedian, A. (1966). Evaluating the quality of medical care. *Milbank Quarterly*, 44 (3): pp. 166 –203.

Flarey, D. L. (1997). Patient care outcomes: A league of their own. *Outcomes Management for Nursing Practice*, 1 (1): pp. 36 –40.

Hegyvary, S. T. (1991). Issues in outcomes research. *Journal of Nursing Quality Assurance*, 5 (2): pp. 1 –6.

Institute of Medicine. (2001). *Crossing the quality chasm: A new health system for the 21st century*. Washington, DC: National Academy Press.

Institute of Medicine. (2009). *Initial national priorities for comparative effectiveness research*. Washington, DC: National Academy Press.

Jennings, B. Staggers, N. and Brosch, L. (1999). A classification scheme for outcomes indicators. Image: *Journal of Nursing Scholarship*, 31 (4): 381 –388.

Joint Commission, The. (2005). *Implementation guide for the NQF endorsed nursing – sensitive care performance measures*. Chicago, Illinois: Joint Commission.

Kleinpell, R. M. (2001). *Outcomes assessment in advanced practice nursing*. New York: Springer Publishing Company, Inc.

Lang, N. M. & Marek, K. D. (1990). The classification of patient outcomes. *Journal of Professional Nursing*, 6 (3): pp. 158 –63.

Lohr, K. N. (1988). Outcome measurement: Concepts and questions. *Inquiry*, 25 (1): pp. 37 –50.

McGlynn, E. (1996). Setting the context for measuring patient outcomes. *New Directions for Mental Health Services*, 1996 (71): pp. 19 –32.

McGlynn, E. (2003). Selecting common measures of quality and system performance. *Medical Care*, 41 (1) supplement: pp. I 39 – I 47.

Montalvo, I. (2007). The National Database of Nursing Quality Indicators (NDNQI). *OJIN: The Online Journal of Issues in Nursing*, 12 (3): Manuscript 2. Retrieved February 20, 2010, from www. nursingworld. org/MainMenuCategories/ANAMarketplace/ANAPeriodicals/OJIN/TableofContents/Volume122007/No3Sept07/NursingQualityIndicators. aspx

National Quality Forum (NQF). (2009). About NQF. Retrieved November 25, 2009, from http: // www. qualityforum. org/About_ NQF/About_ NQF. aspx

Schuster, M. A., McGlynn, E. A., & Brook, R. H. (2005). How good is the quality of health care in the United States. *Milbank Quarterly*, 83 (4): pp. 843 –95.

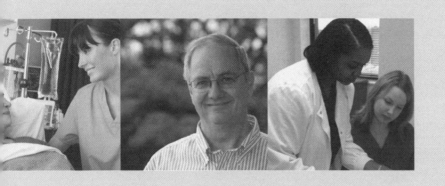

第三部分

选择通向转化阶段的途径

开展 EBP 工作是为了"证实当前的实践或基于证据指出改变实践的必要性"（Newhouse，Dearholt，Poe，Pugh，& White，2007，p. 37）。EBP 项目的理想结果是证明当前实践的正确性或改变实践。无论医疗服务机构是接受基于证据的改变推荐，还是拒绝考虑研究结果而继续维持现状，决策者都会重点考虑证据的性质和质量。本章将探讨选择 EBP 转化途径时需要考虑的因素。

证据与转化之间的关系

证据会随着时间推移而变化。之前还是广受认可的实践指南现在可能就不再是确保成功的指导原则了。临床实践不断发展变化，各种新技术和创新也在快速涌现。不同医疗服务环境都在持续产生新证据，这些证据有可能就会改变当前普遍遵守的原则和实践方式。

EBP 团队评价证据的最后一步或是做出针对护理系统或流程改变的推荐，或是选择维持现状。但是，仅仅做出推荐是不足以影响当前的实践的。团队最后敲定的改变建议是制订转化阶段计划的核心。转化证据的途径多种多样，团队要经过复杂的决策过程才能确定最终的转化方案，影响决策过程的因素有：

- 研究结果的一致性或相符性
- 证据的数量
- 研究的强度和质量
- 证据的其他特点

证据的一致性和相符性

在准备把证据转化为实践时，团队不能仅仅依据一项研究的结果或一位专家的意见就做出决定。如果研究结果具有一定的信度，则可以确定找到的证据是一致的。如果从不同的证据来源得到的研究结果是相符或一致的，那么我们就说证据是相符的（Congruent）。研究结果的高度一致性会增强团队对改变建议的信心，也易于团队做出转化决策，但并不是所有的 EBP 项目的研究结果都具有一致性。根据 EBP 问题检索出来的证据有时会得出相互冲突或不一致的研究结果，此时便进一步增大了转化决策的难度。

证据的数量

证据检索是 EBP 流程中非常关键的一步。检索词、数据库的类型和其他证据的来源是否恰当，都会直接影响团队获取证据的数量。对于新人而言，检索证据可能是个复杂困难的任务。检索词或检索概念并不总是显而易见。选择合适的关键词是实现有效检索的前提，但这个过程对 EBP 新人而言可能是项耗时费力的任务（Timmins & McCabe，2005）。从检索结果中得到的信息也许太多，也有可能太少。一次成功的检索应该能让人发现与实践问题直接相关的文献，团队在检索证据时也可以向医学图书馆馆员寻求帮助。

有时候团队在检索时只发现极少量的证据。在这种情况下，团队还要检索社区规范或专业组织发布的立场声明。可以通过专科或医疗服务组织的邮件列表服务（list-serv）收集有关社区规范的数据，立场声明通常在专业组织的网站上就能找到。以实践共同体（community of practice）的形式在分享知识、创造知识的社会环境中转化证据，这种做法在医疗领域变得越来越普遍（Li，Grimshaw，Nielsen，Judd，Coyte，& Graham，2009）。团队可以利用上述这些资源搜寻与实践问题有关的非研究型证据。

在极个别的情况下，团队可能竭尽全力也只找到很少量的证据或根本找不到证据。这时候就需要考虑采取被动策略，如在不改变当前实践的情况下采取"观察等待"（watchful waiting）的方法。如果实践问题持续引起团队的关注，那么团队应该定期检索证据，了解与问题有关的最新情况。另一种办法是加入一个协作学习组织（learning collaborative），如 Adams 和 Titler（2009）描述的协作学习，团队可以通过这种方式充分利用研究领域中可获取的资源和知识。

此外，团队也可以采取更加具有主动性的措施——开展研究项目创造新知识。这种方法更适合在小型预试验项目方面有经验的 EBP 团队，或具备开展这类项目所需资源的团队。

证据的强度和质量

除了要考虑与实践问题有关的证据数量，EBP 团队还要处理不同强度和质量的证据。证据评价是取得项目成功的关键环节，团队中应有具备这方面专业知识和经验的成员，协调团队对证据进行讨论，澄清理解有误的地方并引导证据评价流程。使用 JH-NEBP 模型这类框架有助于指导评价流程。JHNEBP 模型将证据强度分为五级。一级证据的强度最高，包括随机对照的试验型研究。五级证据的强度最低，包括专家意见和组织发表的评论观点。JHNEBP 模型还使用质量分级表，根据质量高低把证据粗略地分为三级，从 A 级（高质量）到 C 级（低质量）不等。

证据评价的最后一步是决定是否接受从证据中得出的实践推荐。有较多科学研究支持的、具有较高质量的研究型证据的推荐会使团队更倾向于做出接受的决定，但是负责决策的成员还必须考虑其他因素，如在特定环境中实施所推荐的改变是否合适、可行。

证据的其他特点亦需考虑

证据的其他特点也会影响实施改变的决策，包括相关性、临床显著性、适用性和可行性。

相关性

在评估证据的强度和质量时，团队还要考虑证据的相关程度。在评价证据时，团队会找到与实践领域诸多方面都相关的证据，这时候需要明确应该探究的具体方面。找到的证据和要研究的实践问题相关吗？这项证据适用于特定环境、患者人群及/或个体患者中的实践问题吗？

每个 EBP 项目都需要设定清楚明确的研究问题，团队成员也要就开展项目的原因和目的达成一致。把次要的研究结果转化为实践或许是个很有吸引力的想法，但团队不应因此偏离当初已经确立的实践问题。

在决定证据相关性时还要考虑患者因素。无论证据的强度和质量有多高，团队都必须要考虑患者认为重要的方面和他们的经历。没有考虑到患者个体的偏好、医疗机构内部资源和患者对健康的理解将导致证据无法在实践中得以适当运用，进而导致较差的患者护理效果（Nolan & Bradley，2008）。证据有效转化的关键在于制定的干预措施要和问题密切相关、有针对性、易于患者理解，而且在特定的实践环境中具有可行性，患者愿意依从干预的各项内容（Hill，2009）。对于以家庭为中心的 EBP，了解患者/家庭的价值观和资源对是否实施改变推荐起着重要作用（Hidecker，Jones，Imiq，& Villarruel，2009）。

临床显著性

EBP 团队常会将他们关注的重点集中在研究结果的统计显著性上而忽略了其临床显著性。临床显著性是指"表明干预措施对患者和医疗服务提供者具有实际意义的结论"（McGraw – Hill Concise Dictionary of Modern Medicine，2002）。一项研究因其具有统计显著性而被评为高质量的证据，但其所产生的统计效果（如生命体征在正常范围内出现的小幅变化）不代表它具有临床显著性。此外，从高质量、具有统计显著性的研究中得出的结果也许是不切实际的或因成本太高而无法付诸实践。

适用性和可行性

在证据转化阶段团队还要考虑他们提出的改变建议是否合适、可行。即使团队找到了强度高、质量高的证据和具有一致性、统计显著性和临床显著性的研究结果，也不能保证团队一定能解决实践问题。要判断证据的适用性，团队需要评估针对特定环境和人群的建议的适用性和效度。在判断可行性时，团队要探讨如何平衡实施建议带来的效益和风险，还要考虑能否获得所需的资源以及这些资源是否已准备就绪。适宜性和可行性是影响转化阶段的关键因素，实施不切实际的研究结果不仅会使改变过程变得困难重重，还会导致转化的失败。

证据评价阶段结束后可能得到的结果

通向转化阶段的四条常见途径：

1. 证据可能是令人信服的，表明有必要改变实践

2. 证据质量可能是良好的，得到的结果具有一致性，表明有必要改变实践

3. 团队可能找到质量良好的证据但却得到相互矛盾的结果，表明支持或不支持改变实践

4. 团队找到的证据可能不足以表明需要改变实践，或者没有找到支持改变实践的证据

表 8.1 列出了 EBP 项目中常见的转化途径。该表格假设团队提出的建议是可行、适用且与实践问题相关的。

表 8.1 EBP 项目转化途径

证据	令人信服的	质量良好，具有一致性	质量良好，但相互矛盾	不充足/没有证据
实施改变建议？	是	考虑试行改变建议	否	否
需要进一步调研？	否	需要，尤其是要在大范围内实行改变建议的项目	需要，考虑定期搜寻评价新证据或开展研究项目	需要，考虑定期搜寻评价新证据或开展研究项目
风险效益分析	效益明显大于风险	效益可能大于风险	效益可能大于或小于风险	信息不足无法做出决策

令人信服的证据

如果团队检索到多项研究且研究结果强度高、质量高又呈现出一致性和相关性，那么这个 EBP 项目得到的证据就是令人信服的。在这种情况下，团队在转化阶段的重点是评估医疗机构是否做好实施改变的准备。医疗机构能否适应改变？推动实践发生改变的关键利益相关者是谁？改变的可行性和成本效益如何？现有资源能否支持实践的改变？医疗机构应为实施改变做好哪些方面的准备？

例证

选择镇静评估量表

请思考这个实践问题："针对急性病医院的患者，最佳的镇静评估工具是什么？"在下面这个例子中，团队发现令人信服的证据表明有必要改变实践，也就是实现镇静评估工具的标准化。转化阶段的重点集中在评估医院里需要接受镇静评估的患者，并决定哪个工具既有良好的信效度又最适合这家医院。团队的重点工作是评估医疗机构文化并明确实施改变的每个环节。

简介

在美国东北部的一家教学医疗中心，多个外科手术区普遍采取的做法是，在导致患者不舒适和疼痛的手术中使用镇静和镇痛药物，使患者保持适度镇静的状态。镇静委员会负责制定政策及与手术镇静有关的护理标准。最初的政策制定于 2001 年，是根据当时该州护理委员会的规定和社区标准进行制定的。手术区、围麻醉护理环境和重症监护室的医护人员已经习惯使用现有的意识水平量表进行评估，而且这种做法已经很普遍。但针对上述类型的患者，这个量表的信度和效度却没有经过任何检验。委员会成员致力于推广循证实践，他们也开始质疑当前所使用的评估量表是否是目前可获得的用于监测不同环境中不同年龄组患者镇静水平的最佳量表。

例证

镇静分为轻度镇静或抗焦虑、适度镇静、深度镇静到全身麻醉等不同程度，这个观点已得到普遍认同。选择新镇静评估量表需要考虑的重要因素有：当患者的镇静水平发生变化后，量表测量出来的结果应具有一定的信度，并且结果应是简明扼要的，利于护理团队理解的。此外，委员会成员还欲了解评估工具的简易性和易用性，以及它是否适用于重症监护室、住院患者病区和手术区，针对成人和儿童患者的效度如何，和当前使用的量表存在的差异程度，以避免新、旧量表的过渡过程中引发意外后果。

委员会将目标定为制定一个基于证据的新镇静评估量表，他们需要解决的问题有：有没有能够满足委员会标准且具有信度和效度的工具？能否找到一个可以评估不同镇静水平的镇静评估量表，而且还适用于没有经过手术镇静的重症监护患者？为了尽早实现目标，委员会主席请求医疗机构分配一名护理 EBP 人员协助证据的检索、分析和综合。

从证据中得出的推荐

这位 EBP 人员进行了全面的文献检索并向镇静委员会提交了检索结果。此外，该人员还在医疗机构内进行了全面调查，以确定不同科室目前使用的量表类型。他把发现的所有量表都列在一个表格里，以便于比较。该表格包括：医疗机构目前是否使用这个量表，量表评估的方面（如谵妄、意识水平、躁动或焦虑），针对的人群，量表中的项目数，文献作者，研究人群，以及发布的统计数据的信效度。

委员会在第一次审查这个表格时发现，这些镇静评估工具适用的主要人群是重症监护室的成人患者。于是委员会向其他教学医疗中心发出调查请求，希望这些机构分享有关信息，说明它们目前正在使用的镇静评估工具和工具应用的临床领域。这次调查收到了 10 份回复，其中 70% 的调查对象表明他们使用的是里士满躁动镇静评分量表（Richmond Agitation – Sedation Scale，下文简称 RASS 量表）（Ely, Truman, Shintani, Thomason, Wheeler et al., 2003）。一半的调查对象表示他们的医疗机构统一使用一种量表，另一半的调查对象称他们用的量表只针对重症监护室的患者。

转化

委员会根据回顾的证据将选择的范围缩小到三个量表：

1. RASS 量表

2. Ramsay 镇静评分量表

3. 镇静行为量表（State Behavioral Scale）（Curley, Harris, Fraser, Johnson & Arnold, 2006）

在开展 EBP 项目时，镇静行为量表的使用对象是重症监护患儿，因此 EBP 团队评估了该量表对患儿人群的适用性。团队还与委员会讨论了每个量表的优缺点，参与讨论的委员会成员包括一位麻醉师、数名护理教育者、护士长、临床护士和一位药剂师。他们在不同的临床病区工作，包括重症监护室、手术区和普通病房。评价和分析的重点集中在量表的信效度和量表在上述环境中针对不同患者人群的可行性和适用性上。

续表

例证
Ramsay 镇静评分量表与目前使用的意识水平量表十分相似，但两个量表使用的评分恰好相反，于是 Ramsay 量表被排除。委员会成员强烈认为这两个量表之间的相似性会在转化阶段引发医护人员的困惑和误解，不利于患者安全。 　　最后，委员会选择在整个机构内实施 RASS 评估。理由如下：第一，目前医院内大多数重症监护室都使用 RASS 量表作为 ICU 意识模糊评估法（Confusion Assessment Method for the ICU, CAM - ICU）的辅助工具，所以这些区域不会受到实施 EBP 转化的影响。第二，有记录表明 RASS 量表在测量患者意识水平、躁动和焦虑方面具有良好的信效度。第三，RASS 量表中镇静程度的分级描述简洁明了，确保护理团队的内部交流更加清楚明确。第四，有两家大型医疗中心表示 RASS 量表在他们各自的机构内已经成功应用。

良好的证据

EBP 项目有时会得到良好的证据和具有一致性的结果，但这些证据主要来自高质量但强度较低（三到五级）的文献。这类证据表明团队应该考虑改变当前的实践，因为与维持现状相比，改变后的实践方式可能更有利于患者，尤其是当实施改变的风险很小或几乎没有的时候。如果要在大范围内实施改变或要征得同意才能实施改变，团队则需要开展进一步调查。下面这个例子是关于跌倒致损伤风险的评估。

实施实践改变

在急症护理环境中，患者跌倒一直是个重要的临床问题。2006 年，55 岁到 64 岁患者中有 13.9% 的意外伤害是由跌倒导致的，对于 65 岁以上的患者，跌倒是造成意外伤害的最主要原因（45.4%）（CDC, 2009）。需要研究的实践问题是：患者跌倒后，有哪些因素导致患者更容易受伤？团队围绕着实践问题展开了全面彻底的证据检索，得到了数量庞大的信息，随后团队修改了检索词，只看与"跌倒致损伤"有关的信息，而不是用"跌倒风险评估"进行检索，得到的大多数证据都属于非试验性研究（三级）。团队讨论调研结果后决定制定一个跌倒致损伤风险的评估工具作为跌倒风险评估工具的补充，并纳入医院的跌倒规程中。制定这项决策是因为有较充足的证据表明，特定患者人群发生与跌倒有关的骨折和流血情况的风险较高。团队从与多家机构合作开展的跌倒管理项目中获得的经验也证实了跌倒致损伤风险评估的重要性。尽管没有找到令人信服的一级和二级证据，但考虑到实施改变对个体患者的益处和几乎为零的实施风险，团队最终决定将证据付诸实践。

相互矛盾的证据

EBP 项目可能遇到的第三种情况是找到良好的证据但却得到相互冲突的结果。在这种情况下，EBP 团队大多决定不实施改变。一般都需要收集更多的证据才能提出更有把握的改变建议。

例证

用药安全：复核还是不复核？

在美国东北部的一家大型教学医疗中心里，不同医院的临床用药标准都要求医护人员在使用高风险的静脉药物时要进行双人复核，但何时进行复核的规定却各不相同。有些临床标准规定护士在用药前即刻进行复核（如输入化疗药物前），有些则要求在开始用药和改变用药量（如镇静/血管活性药物）后"尽早"进行双人复核。出现这种现象是因为在某些情况下，护士在给药后要立刻进行药物滴定，如果等另一个人来复核用药然后再进行滴定就会造成患者的安全隐患。当抗凝委员会要求统一双人复核时间的规定，定为"用药前即刻"进行双人复核时，护理标准委员会决定评审有关这项规定的证据。实践问题是：在用药前对高风险药物进行双人复核能否降低用药差错率？

从证据中得出的建议

护理标准委员会借助 JHNEBP 模型和指南检索到 12 篇文献并对它们进行回顾和评估。其中一篇论述了一项随机对照试验的结果，四篇文献对描述性研究进行了详细陈述，三篇是系统综述，另外四篇是专家意见、临床实践指南或病例研究。证据的总体强度很弱，得到的结果也不一致。尽管双人复核这一操作已在护理实践领域得到普遍应用和认可，但该委员会却没有找到确凿的证据能够支持这一做法。以专家意见为主的文献一致认为双人复核有助于预防用药差错，但却没有提供具体的证据说明为什么这种做法能预防用药差错以及双人复核是如何起到这样的作用的。鉴于双人复核耗费的时间，这项操作的临床益处可谓是微乎其微，证据也因此不具有任何临床显著性。

多数研究都是关于特定药物的双人复核，如化疗药物、静脉药物或输血。研究对象也各不相同，或是康复患者或是护理学生。而且这些研究对"用药差错"的定义也不统一。这些差异使委员会很难总结出结果并得出结论。在所有回顾的文献中，委员会几乎没有发现有证据说明了双人复核的最佳操作程序。

转化阶段与所获经验

由于 EBP 团队找到的研究结果相互冲突，以致团队陷入了两难境地。由于缺乏令人信服的证据，医院是否应该停止所有药物的双人复核操作？还是说尽管没有找到相关证据，但医院应该增加需要双人复核的药物？

续表

例证

鉴于证据的强度和质量都较低，委员会决定继续执行当前医院临床标准中关于特定药物进行双人复核的规定，尽管没有证据完全否定双人复核操作的意义。这些特定药物限于安全用药规范研究所（Institute for Safe Medication Practice）（2009）推荐的需要双人复核的药物。由于文献资料并没有证实双人复核的有益性，EBP 团队决定除了那些特定药物不增加任何双人复核药物。鉴于当前的复核操作方式不够明确而且各临床病区的操作方法也不同，委员会认为有必要明确双人复核药物的操作程序。最后，委员会同意探讨可能适用的技术解决方案，如条形码给药系统，以确定在已经正确准备、处理药物的情况下是否还需要在每次注入药量时都进行双人复核。

EBP 团队得出的结论是：没有足够的证据表明需要把当前的操作方式（开始用药后尽早对特定静脉药物进行双人复核）改成在给药前双人复核静脉药物。改变操作方式将会给重症监护室的工作带来重重困难，因为对于重症患者而言，开始给药的速度要快，滴定也要快，如果等另一位护士来复核药物恐怕就会推迟治疗程序，造成患者的安全隐患，尤其是给重症患者使用血管活性剂及/或镇静药物时，患者安全可能会因双人复核而受到更大的影响。

不充足的证据

EBP 团队可能遇到的最后一种情况是找到的证据不足以支持或否定当前的实践，或者根本没有找到相关证据。团队在这种情况下应维持现状不做任何改变。只有在进一步调查或研究后发现支持改变实践的证据，团队才应考虑是否实施改变。有一点值得注意的是，团队可能会因为没有找到充足的证据而感到沮丧，但发现证据不足的项目结果并不次于找到优质证据的项目结果，二者同等重要。

维持现状

下面介绍的这个项目并没有找到充足的证据，该项目研究的问题是：需要每隔24小时就更换鼻饲管管口处的 Lopez 阀吗？每天更换 Lopez 阀的做法不仅增加了护士的工作量，护士还担心在更换阀时会发生液体溅出及/或找不到鼻饲管的情况。护士想要了解为什么要每天更换阀门以及是否可以降低更换频率或取消这种做法。然而 EBP 团队并没有找到与 Lopez 阀有关的文献。

团队通过进一步调查发现，产品说明书并没有明确阀门的更换频率或提出有关建议。病区的规程明确规定每隔24小更换一次阀门。团队和医院流行病学与感染控制部门的人员讨论了调研结果，最后建议护士继续按照当前的规定操作，因为阀门在鼻饲管管口安置的时间越长，它和管口连接得就越紧，就越难从管口上拆下来。此外，不更换阀门还可能发生细菌滋生导致感染的情况。团队并没有找到支持不更换阀门的证据，于是决定维持现状，不改变当前的操作方式。

应用 EBP 的重重障碍

除各种转化途径外，实施 EBP 的潜在障碍也值得探讨。任何一项新政策、方案或倡议的执行都会遇到阻碍。即使医疗机构能够欣然接受创新和新的措施，员工也不一定都做好准备或愿意实施这个 EBP 建议。成功实施推荐的改变既需要有乐于接受改变的氛围，也要保证实践的改变能符合护士的需求和价值观（Titler，2007）。

取得转化成功的前提是发现实施改变会遇到的阻碍，这包括：

- 领导者、临床一线护士和其他与 EBP 相关的专业人士之间缺乏协作作用（Rapp，Etzel–Wise，Marty，Coffman，Carlson et al.，2009）
- 解读和应用研究结果时所遇到的困难（Vanhook，2009）
- 实施改变的成本和资源
- 时间不够
- 从研究结果中推断出的结论对于不同的群体/人群的外推性
- 实施改变会影响医疗机构内的其他流程

实施改变能否改善临床效果、患者或护士的满意度，或临床流程、系统或运转情况，这些问题都值得仔细思考。如果改变实践能达到上述一个或多个方面的目标，改变的成功率也会提高。

转化证据的过程非常复杂，也不会遵循之前所规定好的、逻辑性的或者线性的过程。证据、情境和促动是转化阶段的关键要素。团队在宣传证据时，他们遇到的文化、社会及/或历史因素都影响着他人对证据的看法和证据受认可的程度。预测证据转化能否取得成功的有效指标包括：要改变的措施在实施改变的环境中或医疗机构中的适用性，以及团队可利用的资源（Rycroft–Malone，Harvey，Seers，Kitson，McCormack et al.，2004）。

团队还要认识到利益相关者的多样性程度以及这些个体及/或团队在影响实践改变方面所起到的积极作用和负面作用。

利用行业网络也有助于实践改变得到更多的认可。如果专业组织通过制定实践指南的方式支持实践改变，医疗机构也会对改变的实施给予更多的支持。来自协调员或项目主管的帮助也会推动证据转化的发展。协调员了解 EBP 项目的背景和具体情况，能够清楚阐述其中涉及的种种问题并制定有效的实施策略。协调员还可参与评价成功与否及其标准（Rycroft－Malone et al．，2004）。

化解抵制改变的力量

为克服改变实践所遇到的种种障碍，团队需要制定相应的策略。但是，在此之前应该分析导致当前实践有别于基于证据的实践的原因。团队应该意识到改变实践会遇到抵制，这也是很常见的现象。团队需要把这股抵制力量视为一种反馈信息，并借此展开有关项目的热烈讨论。在提出改变建议后，EBP 团队要重点解决如何化解抵制改变的力量。团队成员不应把抵制力量视为障碍，这其实是团队可以利用的一种资源。最后，团队应在实施计划中列出可能遇到的困难并制定相应的解决方案，使实施计划更加完善全面。

团队甚至可以通过倾听他人发泄不满或和他人展开激烈讨论的方式来完善实施计划。运用变革理论（Theory of Change）和激励理论（Motivational Theory）也能帮助团队化解抵制力量。如果团队成员能把抵制力量视为一种反馈意见，积极看待项目遭遇的阻碍，他们就不会因为难以实现使命而感到那么沮丧，并继续充满斗志地向目标前进。Ford 和 Ford（2009）提出化解抵制力量的五项策略：

1. 加强认识（让他人了解变革的内容）
2. 重申目的（让他人了解变革的目的）
3. 修改变革（充分利用反馈信息来修正变革）
4. 提高变革参与度和吸引他人对变革的兴趣（欣然接受每个人的顾虑）
5. 告别过去（承认过去的失败，面向未来）

例证

安全睡眠证据在护理实践中的转化

在安全的睡眠环境中让婴儿采取仰睡的姿势能够降低猝死率（美国儿科学会 American Academy of Pediatrics，2000，2005）。"仰卧睡觉"运动的发起旨在促进婴儿的安全睡眠，这项运动使婴儿猝死综合征（Sudden Infant Death Syndrome，SIDS）的死亡率下降了一半（AAP，2005）。这项简单的干预措施得到了大量证据的证实（Dwyer，2009）。它既没有增加任何成本也没有给父母和社区造成任何困难，但并不是所有地方都统一采用了这项措施。

为挽救更多的生命，促进全美尽早实现"健康国民 2020"（Healthy People 2020）设定的目标，针对安全睡眠指南制定了应用策略。婴儿安全睡眠项目（Infant Safe Sleep Program，ISSP）在位于密歇根市区的各家医院内进行推广实行，但项目开展的情况则取决于各医院制定、实施护理实践

例证

政策的能力和对政策执行情况的评价能力。这个项目说明了如何在护理实践中实现证据的有效转化，包括怎样利用化解抵制力量和评价项目的各项措施。项目结果源自明日儿童/密歇根 SIDS 组织在 2004 年发起的一个持续四年的项目。该组织帮助因婴儿猝死综合征而痛失孩子的母亲走出丧亲之痛，也得到了公共卫生资金的支持。根据与这些母亲的面谈记录和在全美收集的数据，该组织发起了婴儿安全睡眠项目。

协作

为提高项目参与度并吸引他人对项目的兴趣，婴儿安全睡眠项目团队与目标医院开展了广泛合作。他们共同撰写有关资料，阐明预期干预措施和预期结果，并制定详细的政策和规程以确保各医院能够准确执行干预措施。护理政策不仅涵盖护士行为，也包括患者教育内容。团队还在项目实施和评价过程中提供帮助，并帮助解决医院在实施阶段遇到的重重困难。

流程说明（包括观察和前测/后测的设计）解答了以下问题：在密歇根市区医院里将安全睡眠证据转化为护理实践的流程是什么？实施安全睡眠综合措施的护士是否会向父母传播婴儿安全睡眠的知识并作出示范？

明日儿童/密歇根 SIDS 的员工与医院的行政管理者和护理教育者合作，共同制定质量改进流程。每家医院都组建了针对婴儿安全睡眠的质量改进工作小组，并在项目期间定期举行会议。明日儿童/密歇根 SIDS 的员工也会出席这些会议，协助项目活动的发起并提供指导意见。

制定示范政策

工作小组先确定医院里有哪些政策会影响新生儿和他们的母亲，然后评审、修改这些政策，在临床规范中纳入婴儿安全睡眠的措施并在教育材料中加入相应的内容。工作小组通过这种方式完成了示范政策的制定。从第一次与医院员工见面开会到最终完成政策评价需要半年到一年的时间。

没有一家医院的政策能够同时满足婴儿安全睡眠规范的两套标准。于是各医院起草示范政策，医院行政管理部门在对政策进行充分讨论和评审后决定予以采用。从项目开始到最终与家长见面检查婴儿床，要半年到一年的时间。如果在项目早期就邀请医院行政管理者参与其中，那么整个进程就会更短。护理教育者和行政人员对项目是否投入足够的精力也决定着项目的成败。医院各级的行政管理部门都需要了解项目内容并为实施项目尽心尽力。各级的行政管理人员应予以支持并保证项目活动的持续进行，尤其是在发生人事变更时。那些在项目一开始就让行政管理者参与其中的医院，比其他医院更早地采用了新政策。有些医院的政策中已经包含婴儿安全睡眠的内容，它们只需要对现有政策和规程进行补充完善。

成功

项目取得了良好的效果。各医院都发现，在对护士进行安全睡眠培训后，由护士执行的安全睡眠规范的平均次数有了大幅提高 $[t(623) = -8.54, p = 0.001]$。

续表

例证

在接受培训前，护士被询问他们认为婴儿最安全的睡眠姿势是什么，然后又被问到美国儿科学会（American Academy of Pediatrics）推荐的婴儿最佳睡眠姿势是什么。培训结束后，医院发现与培训前相比，有更多的护士表示仰卧睡觉是美国儿科学会推荐的最佳睡眠姿势。

在各医院执行政策前，一共有 1296 张婴儿床接受了检查。在新政策实施后一共有 1443 张婴儿床接受了持续 12 个月的检查。检查员在进行核查时发现仰卧睡觉的婴儿数量有了大幅增长，而且他们还发现，被告知仰睡是保证婴儿睡眠安全姿势的母亲的比例从政策实施前的 62.7% 增加到了政策实施后的 91.4%。

研究结果的成功转化需要多方面的共同努力。医院各级的行政管理部门都需要了解项目内容并为实施项目尽心尽力。医院指定每级管理者中的一名管理者作为项目的倡导者，保证人员变更时项目活动依然能持续进行。护理教育者和行政人员对项目是否投入足够的精力也决定着项目的成败。医院面临的另一大挑战是如何保证项目的持续发展。医院内的组织文化也影响着临床实践的改变能否维持下去。在这些医院中，婴儿安全睡眠培训已成为护士每年能力考核的一部分。

新证据的采用过程充满挑战，实现目标也需要一段时间。利益相关者的参与和投入是必不可少的助推力。改变后的临床实践能够得以持续执行需要医疗机构的利益相关者和社区服务机构的共同努力。这个项目说明了服务机构之间的合作是如何帮助父母了解保证新生儿睡眠安全的知识。护士改变护理政策，以身作则执行示范政策，并向他人宣传婴儿安全睡眠的规范，他们也为促进实践方式的改变贡献了一己之力。最终，这个项目的实施挽救了许多婴儿的生命。

鸣谢：感谢斯基耳曼基金会（Skillman Foundation）对明日儿童/密歇根 SIDS 的资助#2003 - 352

结论

通向转化阶段的途径多种多样。证据的性质是制定转化决策的关键。本章列出了四种典型的 EBP 结果：令人信服的证据、良好且一致的证据、良好但相互矛盾的证据和不充足的证据，并为转化决策提供了指导意见。此外，还总结了实施阶段可能遇到的临床和工作环境方面的障碍。成功完成 EBP 的转化需要考虑证据的性质和实施阶段可能出现的难题。EBP 团队提出的改变建议必须能促进医疗机构内外因素间的协调，这样才能确保证据转化的顺利进行。

参考文献

Adams, S. , & Titler, M. G. (2009). Building a learning collaborative. *Worldviews on Evidencebased Nursing.* Oct. 5 [epub ahead of print], pp. 1 – 9.

American Academy of Pediatrics (AAP). (2005). The changing concept of sudden infant death syndrome: Diagnostic coding shifts, controversies regarding the sleeping environment, and new variables to consider in reducing risk. *Pediatrics*, 116 (5), pp. 1245 – 1255.

American Academy of Pediatrics (AAP). (2000). Task Force on Infant Sleep Position and Sudden Infant Death Syndrome. Changing concepts of sudden infant death syndrome: Implications for infant sleeping environment and sleep position. *Pediatrics*, 105, pp. 650 – 656.

Center for Disease Control. (2009). Web – based Injury Statistics Query and Reporting System (WISQARS). Retrieved September 22, 2009, from http: //www. cdc. gov/injury/wisqars/index. html.

Curley, M. A. Q. , Harris, S. K. Fraser, K. A. , Johnson, R. A. , & Arnold, J. A. (2006). State Behavioral Scale (SBS): A sedation assessment instrument for infants and young children supported on mechanical ventilation. *Pediatric Critical Care Medicine*, 7 (2), pp. 107 – 114.

Dwyer, T. (2009). Sudden infant death syndrome and prone sleeping position. *Annals of Epidemiology*, 19 (4), pp. 245 – 249

Ely, E. W. , Truman, B. , Shintani, A. , Thomason, J. W. W. , Wheeler, A. P. , Gordon, S. et al. (2003). Monitoring sedation status over time in ICU patients: Reliability and validity of the Richmond Agitation – Sedation Scale (RASS). *Journal of the American Medical Association*, 289 (22), pp. 2983 – 2991.

Ford, J. D. , & Ford, L. W. (2009). Decoding resistance to change. *Harvard Business Review*, 87 (4), pp. 99 – 103.

Hidecker, M. J. , Jones, R. S. , Imig, D. R. , & Villarruel, F. A. (2009). Using family paradigms to improve evidence – based practice. *American Journal of Speech – Language Pathology*, 18 (3): pp. 212 – 221.

Hill, K. (2009). Don't lose sight of the importance of the individual in effective falls prevention interventions. *BMC Geriatrics*, 9, : p. 13.

ISMP. (2009). Independent double – checks are vital, not perfect. *ISMP Medication Safety Alert. Nurse Advise – ERR*, 7 (2), p. 1.

Li , L. C. , Grimshaw, J. M. , Nielsen, C. , Judd, M. , Coyte, P. C. , & Graham, I. D. (2009). Use of communities of practice in business and health care sectors: A systematic review. *Implementation Science*4, p. 27.

McGraw – Hill Companies. (2002). *McGraw – Hill concise dictionary of modern medicine.* New York: author.

Newhouse, R., Dearholt, S., Poe, S., Pugh, L., & White, K. (2007). *Johns Hopkins nursing: Evidence – based practice model and guidelines* (1st ed.). USA: Sigma Theta Tau International.

Nolan, P. & Bradley, E. (2008). Evidence – based practice: Implications and concerns. *Journal of Nursing Management*, 16 (4): pp. 388 – 393.

Ramsay, M. A. E., Savege, T. M., Simpson, B. R. J., & Goodwin, R. (1974). Controlled sedation with alphaxalone – alphadolone. *British Medical Journal*, 2, pp. 656 – 659.

Rapp, C. A., Etzel – Wise, D., Marty, D., Coffman, M., Carlson, L., Asher, D., Callaghan, J., & Holter, M. (2009). Barriers to evidence – based practice implementation: Results of a qualitative study. *Community Mental Health Journal*, 46, (2).

Rycroft – Malone, J., Harvey, G, Seers, K, Kitson, A, McCormack B, Titchen, A. (2004). An exploration of the factors that influence the implementation of evidence into practice. *Journal of Clinical Nursing*, 13, pp. 913 – 924.

Timmons, F. & McCabe, C. (2005). How to conduct an effective literature search. *Nursing Standard*, 20 (11), pp. 41 – 47.

Titler, M. (2007). Translating research into practice. *American Journal of Nursing*, 107 (6, supplement), pp. 26 – 33; quiz p. 33.

Vanhook, P. M. (2009). Overcoming the barriers to EBP. *Nursing Management*, 40 (8), pp. 9 – 11.

应用转化科学改善健康结局

把研究结果转化为临床实践并非易事。大约需要 17 年才能把新的研究成果真正转为临床所用（Westfall，Mold，& Fagnan，2007）。鉴于转化的难度，美国国家卫生研究院（National Institutes of Health，NIH）成立了一个专门的协会以促进研究结果的转化。该协会会员遍布全美，为实现共同的使命——通过改变研究和培训环境来改善人类健康——携手奋斗。他们的努力推动了一个新的学科：临床与转化科学（Clinical and Translation Science，CTS）的发展，通过利用美国国家卫生研究院的研究路径来指导和促进基础科研与临床实践的相互转化。每位协会成员都希望能够像磁石一样集中尽可能多的转化专家和临床调查员、社区医护人员、临床实践者、协会、专业团体和产业等来推动各领域间的互动和各种计划、研究项目的发展。更多咨询可上官网浏览（NIH，2009）。

实施循证实践（Evidenc - based practice，EBP）的科学依据仍在不断发展中。2004年，Titler 在其富有开创性的报告中指出，自然科学实验有利于推动转化科学领域的发展。她表示，我们可以从阻碍和促进循证转化的因素着手，设计研究监测针对这些阻碍因素的干预措施的成效。因此，测试循证在不同环境中的应用构建了转化科学的根基（Titler，2004）。本章将探讨在转化过程中需要临床工作者和研究员考量的各种理论框架和因素。

转化框架

在目前经费受限和明确法律约束的医疗服务环境下开展研究和 EBP 是转化过程

中的一大挑战。Rogers 在 1995 年提出的经典的创新扩散（Diffusion of Innovation）框架为促使科研成果转化提供了较为全面的解决方案。扩散是指创新随着时间推移在社会系统内各成员间传播的过程。Rogers 指出，扩散过程是由四个最基本的要素组成的：

1. 创新是一种理念或者实践，给个体、医疗机构甚至整个医疗服务系统带来与既往所不用的新内容。

2. 传播渠道是指消息从一个个体传向另一个体的方法。传播消息可通过组织内正式的交流机制来实现，如简讯，也可借助非正式的渠道，如在同事间的传播。

3. 时间因素至关重要，尤其是在创新意味着要实施某项决定医疗系统未来发展的标准或实践方式时。创新转化的时间可能取决于创新本身的各种特征，如简易性、可试验性和可观测性。

4. 社会系统是指"一组相互关联的单元，为实现同一目标而共同参与问题的解决过程"（Rogers，1995，p. 23）。

扩散模式有四个关键的驱动因素或决定因素：

1. 与外部环境的一致性

2. 创新采纳组织的特征

3. 创新本身的特征

4. 传播策略（Bradley，Webster，Baker，Schlesinger，Inouye et al.，2004；Bradley，Curry，Ramanadhan，Rowe，Nembhard et al.，2009）

识别各驱动因素的主要内容见图 9.1。

与外部环境的一致性

JHNEBP 模型已经考虑到外部因素对证据转化的影响。影响证据转化的外部因素包括监管顺应性、医疗偿付费用、公开报告、行业规范和社区环境。本文将在当前的实践背景中探讨这些因素。

因素 1：监管顺应性

医疗健康体系的认证机构——联合委员会（The Joint Commission，TJC），制定了全国患者安全目标（National Patient Safety Goals，NPSGs），旨在提高患者的护理安全。警讯事件顾问小组（Sentinel Event Advisory Group）负责制定具体目标和合规要求。小组每年会根据系统性文献回顾和审查上报的警讯事件的结果，对这些患者安全目标进行评审、修改以及在必要时进行更新。警讯事件是指造成死亡或严重生理或心理伤害的

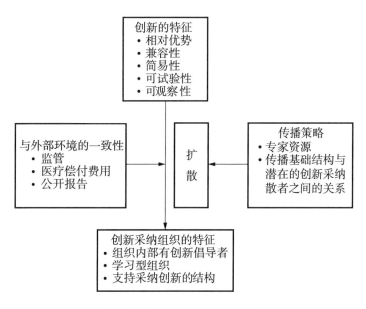

图 9.1 扩散模式的决定因素

根据 Bradley et al. , 2009；Bradley et al. , 2004 修改。

意外事件，以及可能造成所述结果的危险因素。严重伤害专指肢体或功能的丧失。"可能造成所述结果的危险因素"是指任何流程的偏倚，如果再发生这种偏倚就极有可能造成严重的不良后果。读者可在联合委员会网站上查阅更多关于警讯事件的信息，包括开展根因分析（Root Cause Analysis）的指南（TJC，2009）。

极具挑战性的目标包括：

- 提高用药安全性（全国患者安全目标 3）
- 降低医疗相关感染的危险（全国患者安全目标 8）
- 在连续性照护的各阶段做到准确、全面的用药重整（全国患者安全目标 8）
- 降低患者跌倒致损伤的风险（全国患者安全目标 9）
- 降低机构内的老年人感染流感和肺炎链球菌性疾病的风险（全国患者安全目标 10）

每个目标都对护理工作产生着影响，但各目标的具体含义还取决于相关的护理流程，如运用最佳实践方式或基于证据的指南来预防中央静脉导管相关性血流感染。实现上述目标可能需要在医疗服务机构内开展相应的革新。

因素 2：医疗偿付费用

2008 年 10 月 1 日，联邦医疗保险与医疗补助保险服务中心（Centers for Medicare and Medicaid Services，CMS）颁布了新的医疗费用规定。如果患者在入院时没有特殊情况发生且医院本可以通过实施循证指南避免其发生，那么联邦医疗保险（Medicare）不再向医院支付更高的疾病诊断相关分组（Diagnosis Related Group，DRG）付费。这类本可以预防的特殊情况属于严禁事件（Never Event）。八种医院获得性疾病，包括压疮、患者跌倒或外伤导致的严重损伤、血管内导管相关感染和导尿管相关尿路感染，列居各类诊断的第一梯队。联邦医疗保险就此支付的总费用超过 200 亿美元。读者可上网浏览更多有关信息（CMS，2009）。

因素 3：公开报告

联邦医疗保险与医疗补助保险服务中心、美国卫生与公共服务部（the U. S. Department of Human Services）与医院质量联盟（Hospital Quality Alliance，HQA）的其他成员共同成立了医院比较（Hospital Compare）网站，旨在通过公开信息提高医疗服务质量。参与其中的医院同意向该网站提交医疗服务质量的信息，公开医院的各项结果。医院还要上报特定情况的护理流程，以百分比的形式表示医护人员遵守规定的程度，这些常称为"核心指标"。如有百分之多少的心衰患者得到了医护人员给予的出院指导，或者有百分之多少的心衰患者得到了戒烟建议/咨询服务。

患者对医疗保健提供者和体系的评估（Hospital Consumer Assessment of Healthcare Providers and Systems，HCAHPS）是全美范围内的公开调查，了解患者近期的住院体验。常见的问题有：

- 护理人员能经常和患者很好地沟通吗？
- 医护人员在给患者用药前会经常向他们解释药物的相关信息吗？
- 患者的疼痛能经常得到有效的控制吗？

在医院对比网站上可以看到每个参与医院的调研结果，所有结果均以百分比的形式表示（U. S. Department of Health and Human Services，2009）。

因素 4：行业规范

肿瘤护理是运用 EBP 照护患者的绝佳示范。不管是直接照护患者的护理人员还是想要寻找护理效果研究相关证据的护理人员，都可以在肿瘤护理学会（Oncology Nursing Society，ONS）网站的结果资源区（Outcomes Resource Area，ORA）里找到相关信息。其中包括某些疾病或情况的循证文献总结，为临床一线提供最佳实践指南（ONS，2009）。

结果资源区的大部分内容是肿瘤护理学会将证据付诸实践（Putting Evidence into Practice，PEP）的资源。此区域内容以表格的形式列出了针对护理敏感指标干预措施的证据等级、从综合文献回顾或 meta 分析中得出的研究结果、相关指南的总结、术语定义和延伸参考列表。效果资源区的所有文件均可以 PDF 格式打印。资源区将不同感染预防措施的证据级别分为以下六级：建议用于实践、可能有效、利弊兼半、有效性未得到证实、可能无效和不建议用于实践。

美国危重症护理护士协会标准（American Association of Critical – Care Nurses Standards，AACN）是护理行业内的权威文件。该标准把护理和护理绩效分为不同级别，医疗服务机构可根据此标准衡量护理质量。访问该协会网站即可查阅针对急危重症护理人员的护理标准（Standards of Care）和护理绩效考核标准（Standards for Professional Performance）。

这类资源不仅推动了循证护理的发展，也督促了护理人员承担起相应的专业责任，去了解自己工作领域中有哪些指南得到了专业协会的支持。美国护士协会（American Nurses Association）（2009）网站上有很多文章概述了一般护理和专科护理（如心血管疾病护理、家庭护理、临终关怀和姑息护理）的工作内容和执业标准，也有关于公共卫生的文章。

因素 5：社区环境：人群的总体健康

美国国家医学院（The Institute of Medicine）发表的《21 世纪公众健康的未来》探讨了利用新闻媒体这一强大工具来吸引公众对健康议题的关注。

社会营销（Social Marketing）是指借助营销影响力和社交理论的作用来激励个体改变行为，是增强公众健康行为的传媒工具之一。创新扩散理论已被用来促进安全的医疗实践行为，如预防性传播疾病。关于社会营销的数字策略，Nelson 举了一个极具说服力的例子：每周有超过 16,000 名儿童感染性传播疾病。利用人们关心的数字和时间来吸引公众对健康信息的关注（Nelson，2002）。

有说服力的信息是指那些能"吸引人"，也就是能被人们理解、记住并能改变信息接受人行为的观点（Heath & Heath，2007）。美国医疗服务促进研究所（Institute for Healthcare Improvement，IHI）的十万条生命运动（100,000 lives campaign）堪称是成功运用媒体影响力的典范，该运动使用"吸引人"的信息使六个 EBP 领域都得到了改善。读者可上网浏览这项运动的详情（IHI，2006）。

Rogers（1995）指出大众传媒（广播、电视和报纸）可以创造知识、传播信息并短时间内在人群内传播。如果反对新知识的声音并不强烈，同时公众对于新观点的态度很灵活，那么公众的行为在这种情况下也会发生改变。患者和家属可能会问护理人员他们通过媒体了解到的最新医疗服务趋势或新措施，促使护理人员了解自己工作领域中的最新动向。

采纳创新组织的特征

根据 Bradley 等人（2009）的研究成果，采纳创新组织有以下特征：

- 组织内部有创新倡导者
- 学习型组织
- 支持创新被采纳的组织结构

当医疗机构具备这些特征时就有实现研究结果转化的可能。

内部倡导者

内部倡导者在采纳创新的组织内对创新举措的扩散起着至关重要的作用。高层领导者无法承担在组织内传播变革的全部重担，但他们所处的独特位置能让他们高瞻远瞩，向他人明确传达组织的使命，并在临床领域中发现能够担任组织内部创新倡导者的领军人物。理想情况下，这些倡导者应具备引领变革所需的临床专业知识以及团队合作和沟通技能。他们懂得如何合理分配任务，也会有效利用整合资源。

临床领域倡导者的理想人选莫过于临床护理人员。如果有信息技术资源的支持和具备项目所需技能的其他临床专家的协助，团队将会取得更大的成功。倡导者可以是实际工作小组里的成员，也可能是在即将实施创新举措时加入团队的新成员。倡导者应对自己的角色有着清楚的认识并同意在规定的时间内完成任务。他们可能是临床领域不同岗位上的关键领导者，但经常是所谓的"意见领袖"，即能帮助预测、克服自己工作环境和机构内抵制创新的阻力。

学习型组织

Bradley 等人（2009）表示，组织运用"正向偏差法"（Positive Deviance）所产生的效果不仅仅限于绩效的提高，这种方法既能用来评估某领域的最佳实践，又能激励医疗机构在自身环境中运用最佳实践。当医疗机构能够互享实践信息时，最佳实践也最容易被采纳。诚然，在竞争激烈的医疗服务市场上很难做到信息共享，但仍可以通过对医疗机构正式沟通询问、加入行业内协作关系网络或文献检索等方式发现最佳实践。借助监管规定和公开报告的方式促使医疗机构采纳最佳实践，激励其不断提高护理质量。Bradley 等人（2009）提出的正向偏差法步骤见表 9.1。

表 9.1　正向偏差法步骤

1. 在研究领域找出正向偏差行为或高绩效组织
2. 采用质性方法，针对可能有助于提高绩效的组织实践行为、结构、领导者、文化和规范提出假设
3. 通过选择行业内具有代表性的高绩效组织作为更大的样本，进行假设检验
4. 与利益相关者合作来传达最佳实践的理念。注意，每个组织都有其独特的可变因素，这些因素之间的相互影响可能会没有任何效果，也可能会带来巨大的成功

结构支持

要采纳创新的组织必须已经具备支持创新的基础结构，如充分的资源和数据来支持变革。Bradley（2004）总结了她从创新扩散中收获的重要经验。她表示"对于能影响预算决策的人而言，有关启动、实施和持续评估阶段的数据必须是可信且具有说服力的"（2004，p. 2）。没有数据的支持，组织只能实施空泛的、纯理论的变革，期待这么做能产生些许积极的效果。有了具体的前后数据对比图，组织能够清楚地了解工作的进展情况以及是否需要调整的必要性。在理想情况下，组织应该与受变革影响最大的人分享动态变化的数据，吸引他们参与到整个变革的过程，了解他们的想法，让变革过程更顺利。数据的汇总应提交给负责督导创新举措的高层领导者，尽管他们无法承担实施变革的全部重担，但他们能提供变革扩散所需的人力资源。

人力资源在变革扩散过程中的重要性总是被低估。实现变革的成功扩散离不开这些人的努力，他们质疑现状，负责挑选合适的成员组成工作小组、安排会议、设计流程、收集数据、分析并展示调研结果、为实施变革提供令人信服的论据、以自信和激发人兴趣的方式向一线员工和高层管理人员宣传研究结果。更理想的是，所有步骤都有非正式交际网络和彼此人际支持（interpersonal support）做后盾，更利于变革扩散朝着正确的方向发展，让变革更有乐趣、更激励人心。

例证

缩短急性心肌梗死患者缺血再灌注的时间

这个例子是关于学习型医疗机构实施变革的过程。这家大型市区医院想要改善急性心肌梗死核心指标——缺血再灌注时间，即缩短患者从到达医院到开始进行血管开通手术之间的时间（door - to - balloon time）（下文简称"扩张时间"）。医院在行血管开通时间方面的表现低于全国平均水平，对此机构内负责质量改进的领导者和心脏干预实验室（也叫导管室）的领导者十分不满。尽

例证

管医院有能力出色的临床医护人员和较低的死亡率，但在监管规定和机构内竞争氛围的双重压力下，领导者们下定决心要改善医院在此方面的表现。

在再灌注时间核心指标的计算式中，应列入核心指标计算的医院救治心肌梗死患者数量常被低估。此外，有些心肌梗死患者是在没有事先通知医院的情况下走进急诊科或者从其他医院转诊过来的，如此一来，这些患者将会影响先前的数据。核心指标的目标时间是不超过90 分钟。

探寻改变之路

小组运用学习型组织原则、探讨正向偏差行为、试验各种最佳实践并监测数据变化。所有组织内的各小组也需要通力合作。导管室需要应对不同的科室；不同的领导向不同的上级报告；繁忙的急诊科每天还要应对许多创伤患者。小组在探讨正向偏差行为时发现，在一些高绩效医疗机构内，如果急救人员确诊患者出现 ST 段抬高型心肌梗死，他们会打电话通知急诊科。对于在缩短再灌注时间方面表现出色的医疗机构，他们有接受过跨学科训练的人员，或急诊科和导管室相隔较近，或心脏病护理病区离导管室比较近。这些情况（跨学科训练和邻近的地理位置）能让受过训练的临床医护人员及时提醒导管室的团队做好血管扩张手术准备。

在医疗机构内扩散变革肯定要用到质性研究和假设检验。导管室的跨学科团队审查数据，查看对缩短灌注时间产生不利影响的离群值，探讨正向偏差行为，并考虑该如何做才能在实践中应用看似与其他医院做法相近但实则独特的方法。

实施变革

团队采取了下列行动：

- 实施早期预警通知，让急诊科与急救医疗服务人员合作，在发现有可能出现 ST 段抬高型心肌梗死的患者时发出早期预警
- 确保即刻抽取所需的相关血液检查，并完成 12 导联心电图
- 与急诊科的主管医生合作，请急救医生尽早核实心电图结果
- 在急诊科按照心脏病最佳实践指南给患者用药
- 指定导管室的两个房间作为治疗心肌梗死患者的专用房间，其中一间作为备用，在里面备齐所需物品并在重要器械上贴上相应的标签
- 对导管室相关医护人员进行培训（如房间布置、药物、监测设备和应急设备等）
- 最大限度地减少医护人员到达医院的时间，通知住所离医院最近的导管室临床护理人员（一般指能在 30 分钟内到达医院），这样他们能尽快来院治疗这些患者。
- 按照危重患者转运规范将患者从急诊科直接送到导管室，在导管室成员来院路上同时开始术前准备
- 介绍可能参与救治心肌梗死患者的团队成员间认识

续表

例证

- 确定数据采集方法以记录下列事件的时间点：患者抵达急诊大门、做心电图、急诊科医生诊断心电图、急诊科医生通知急救团队运送患者至导管室、患者到达导管室、开始进行球囊扩张手术以及总共血流再灌注时间。
- 跨学科团队在 48 小时内对所有 ST 段抬高型心肌梗死病例进行回顾，及时发现需要改进的地方

团队互动和结果

　　项目主管需要与利益相关者展开合作，并让各科室（急诊科、危重患者运送团队、导管室、心脏病护理病区和介入性心脏病学）的倡导者了解试验新实践方式的根本原因。在合作第一年里，倡导者每周开一次会，一年后改为每两周开一次会。他们在会上讨论患者的病例数据、提出改进建议并在必要时调整实践方式。团队在为共同目标努力的同时也在不断挑战工作环境的文化。不同科室的优先事项需要进行调整，合并为一个共同目标。每个科室的工作重点也不一样，这也是团队面临的另一个难题。导管室的重点是心脏病学介入治疗，急诊科则关注全科急诊医学和如何鉴别、有序处理多系统累及的患者。此外，导管室人员能够敏锐地察觉到 ST 段抬高型心肌梗死现象，但急诊科人员每天要诊断很多心电图，还要进行各种实验室检测、X 光片，因此，他们对 ST 段变化的敏锐度也就不如导管室的医护人员。第三，导管室关注的是如何及时迅速地救治患者，而急诊科的重点则是急诊医学水平，同时还要考虑应该安排哪些急诊患者住院或出院。在急诊科的所有紧急处理方式中，只有在一种情况下会考虑将患者送去导管室。团队认为解决问题需要从导管室和急诊科的共同之处入手，而不是专注于两个科室的差异。最终确定的做法是急诊科对心脏病患者进行紧急治疗后将他们分类，把需要接受血管球囊扩张手术的患者快速送到导管室。这一解决方式满足了双方不同的需求。

　　团队的努力终于得到了回报，医院在缩短再灌注时间上取得了优异的成绩。团队把不足看作是一次学习的机会。实施干预后一年，这家医院的再灌注时间缩短了 44%。跨学科团队仍不断努力以达到最佳实践效果，就在最近，他们制定了新的达标目标，即 95% 的病例可以达到核心指标所规定的目标值（即再灌注时间不超过 90 分钟）。

创新

　　Rogers（1995）表示，创新举措的一些特定特征能够加快创新及其被采纳的速度。这些特征是相对优势、兼容性、复杂性、可试验性和可观察性。下文将用某病房对感染人类免疫缺陷病毒患者（下文简称"HIV 患者"）的护理过程来阐明创新特征的作用。

　　如果没有一个针对易感染 HIV 人群的系统去了解影响他们健康知识水平的因素

并增强他们改变自身健康状况的能力，则那些旨在加强公众对 HIV 和预防措施了解的社会营销活动也不会取得多大的效果。除了在文献中发现的研究结果，在以 HIV 患者为主的病区工作的员工表示，据他们观察，文化水平较低的患者不太能完全理解 HIV 治疗的复杂药物疗程、后续治疗和健康维持计划。护理人员将患者累犯从前错误、较差的健康状况和不遵从治疗方案的情况归结于两个原因：患者文化水平较低，以及医疗服务提供者和患者都缺乏实施干预措施所需的资源。病区护士很关心他们的患者能否理解并遵循高效抗反转录病毒疗法进行治疗，于是决定采取干预措施改变现状，使用图形工具和回授法（Teach–Back Method）对患者进行教育，增强他们对药物的了解。回授法是指医护人员让患者用自己的话解释他们学到的知识，加深患者对信息的理解。

此举的创新之处在于在原有标准化教学工具的基础上融合了回授法，为高效抗反转录病毒疗法的每一种药物都配上了彩色图片。此前回授法被用于确保患者在整个知情同意过程中充分理解其中细节（Kripalani, Bengtzen, Henderson, & Jacobson, 2008）。Rogers（1995）定义了创新举措有关特征的应用，后经 Bradley 更新，具体内容详见表 9.2。

表 9.1　创新举措特征的应用

特征或定义	在干预措施中的应用
相对优势：形成"创新优于它所取代事物"这一认识	回授法能否让患者有这样的体验：他们能够向护士反馈他们得到的信息来确保一致性？护理人员愿意花时间采用这个新的患者教育方法吗？出院后患者在门诊随访就能拿药，无须支付任何费用。
兼容性：创新与采纳者当前的价值观、过去的经历和需求之间的协调程度	在这个例子中，采纳创新、需要改变的既是病区护士也是患者。护理人员很熟悉患者的药物疗程，但他们观察到部分患者不遵守疗程用药可能和患者较低的文化水平有关。
简易性：能理解并运用创新的程度	护理人员开发了一个描述性的教学工具，包含患者使用的每种药物、用药剂量和可能出现的副作用。入院护理评估中加入了成人医学素养快速评估（Rapid Estimate of Adult Literacy in Medicine, REALM）用来快速检测患者的文化水平（Davis, Long, Jackson, Mayeaux, George, Murphy et al., 1993）。社会系统中的成员能够理解创新的目的吗？护理人员认为患者累犯是一大问题。标准化的药物信息旨在简化复杂的药物疗程。

续表

特征或定义	在干预措施中的应用
可试验性：在有限条件下对创新举措进行试验的可能性	高效抗反转录病毒疗法图表，随时可用作患者教育材料。在患者出院前指导他们如何按照实际用药情况使用七日药盒。
可观察性：观察到创新结果的能力	根据病情发展情况、再入院情况、较低的 CD4 细胞计数和较高的病毒载量可以衡量患者的治疗效果，而较高的病毒载量则可以说明患者未按照疗程用药。强调患者出院前的准备和患者对药物的知识水平可以提高患者满意度。患者文化水平可能与患者累犯先前错误和实现回授的时间有关。

IHI 和罗伯特·伍德·约翰逊基金会（Robert Wood Johnson Foundation）共同发起了一项全国性的"转变床旁护理"（Transforming Care at the Bedside，TCAB）的倡议，对外科床位护士设计的多项创新举措进行了检验。该项倡议很好地例证了如何在提高患者护理质量方面设计并试验创新方案，具体从设计白板标明哪位责任护士在何时有时间办理入院手续到为出院患者提供专车护送回家均有涉及（IHI，2004）。

扩散策略

扩散是在社交系统内发生的。许多创新概念化的实现都是通过在较大型组织内开展小型试行项目实现的。IHI 在其发布的白皮书中提出了数条建议，论述如何为扩散做好准备（2004）。该研究所认为，当创新被证实优于现状时，领导者应承担起扩散创新的责任。扩散的必要元素即是沟通者需要有较高的沟通策略，通过向目标人群发出清楚明确的信息来影响其思维的改变。尽管 IHI 集结了不同的质量改进团队一起合作，就像在"转变床旁护理"计划中那样，但创新的扩散主要还是靠医疗机构的高层领导者来完成的。开展创新的过程需要资源的支持，如员工的工作时间。只有当高层领导者认识到要为扩散创新分配必要的资源时，实施创新的过程才能顺利进行。

Bradley 等人（2004）指出扩散有两个重要的影响因素：

1. 在临床医护人员和行政管理者中维持创新扩散的专家资源

2. 扩散基础结构与潜在采纳者之间的关系

好点子总是来自于临床一线人员。倡导者是推动变革的引擎，然而，他们领导的小型质量改进团队是无法承担医疗机构内创新扩散的重担的。他们主要负责测试创新的可行性，并从专家的角度向潜在采纳者解释创新措施（Bodenheimer，2007）。

Rogers 把创新采纳者分为不同的类型，据此绘制成钟形的创新采纳曲线，现已被广泛接受。采纳者分布范围的两端分别是提出创新的创新者（Innovator）和最后才接受创新的迟缓者（Laggard）。创新者和早期采纳者（early adopter）被视为向实践中引进新观点和创新的远见卓识之人（Gladwell，2000）。接下来是早期采纳人群（Early Majority），约占全部采纳者的三分之一（Rogers，1995）。他们对新观点持开放态度，也承担着在工作中应用新的最佳实践的任务。在医疗机构中找出这类人群对创新的采纳至关重要，他们是创新预实验最合适的开展对象。在开始实施创新后，当众人认识到创新带来了改进并开始接受它时，采纳过程就迎来了被 Gladwell（2000）称为"转折点"的时刻。在这之后，后期采纳人群（Late Majority）开始意识到创新的优势并随同在实践中应用新措施。最后一组是迟缓者，他们是传统主义者，接受新事物的过程较漫长，但他们能在动荡时期为机构带来稳定的力量。对于临床一线的护理人员而言，影响他们每日工作的创新举措必须要体现出明显的优势，如创新举措可以改善医院公开发表的直接护理质量指标。Bodenheimer（2007）指出，一定要倾听每天护理患者的员工的意见，不能直接将他们视为采纳创新的迟缓者。

倡导者不仅经常应用创新，解决有关问题，还促进创新在其他临床医护人员和行政管理者中的扩散。他们也应该在过程中开发一套能协助创新扩散的工具包。美国医疗服务促进研究所的网站上列出了 21 套工具包可供参考（IHI，n. d.）。

在复杂的组织内，选择创新的人不一定是应用创新的人（Dearing，2008）。流程创新改变了工作流程，但同时还可能需要调整工作环境。尽管医护人员可能想对创新举措稍作改变，以便其更好地"融入"，但 Dearing 提议，采纳者应该向流程或项目中添加些"本土"元素，而不是删除某些内容，这样可以避免采纳者删掉流程中对发挥创新有效性必不可少的部分。"指导性适应"服务是指让采纳者了解流程中有哪些部分是实现预期效果所必需的，有哪些部分是可以改动的（Dearing，2008）。参照 Dearing 的观点，适应创新的过程本身也是采纳过程的一部分，并且保真度变成了结果的特征之一。保真度是指计划采纳者在多大程度上是按照计划创建者所预想的方式去实施计划的（Rohrbach，Grana，Sussman，& Valente，2006）。

创新决策流程

我们必须意识到，降低成本是实现护理创新可持续性的前提。为创新埋单的医疗机构必须能从中获益，否则很难维持创新的持续发展。有许多延续护理计划（帮助患者从医院转回到社区）在试运行中都取得了出色的效果（Coleman，Parry，Chalmers，& Min，2006；Jack，Chetty，Anthony，Greenwald，Sanchez et al.，2009）。需要利用人力资源来实施创新的医院必须从医院收入中划拨出用于维持创新的资金。

医疗机构的创新决策过程非常复杂，如图9.2所示。

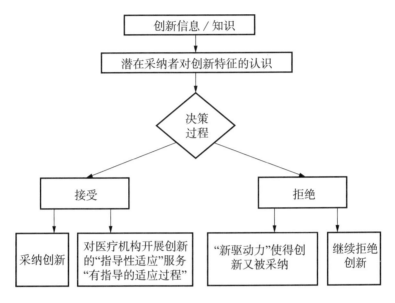

图 9.2　决策流程

Rogers（1995）指出创新决策的结果要么采纳，要么拒绝。但鉴于医疗服务机构的独特文化，即使创新已被采纳，决策过程也依然很复杂。医疗机构可能要经历一段适应创新的过程，以确保创新与机构已有规范的协调。Bradley 等人（2009）证明了正向偏差法是机构内的创新倡导者可以利用的一种方法。如果医疗机构选择对创新进行"指导性适应"，机构只有在准确实施创新的关键部分后才能取得预期结果。Rogers 还指出，创新在遭到第一次拒绝后可能在不久之后又被采纳。如同医疗费用激励措施可能会因医疗改革而作重新调整一样，在医疗服务环境发生变化后，医疗机构可能会重新考虑当初因成本效益较低而拒绝的创新措施。扩散过程的决定因素一直在改变着整个医疗服务体系。

促进研究在健康服务中的应用

为了促进知识的转化，Kitson，Harvey 和 McCormack 设计了促进研究在健康服务中的应用（Promoting Action on Research Implementation in Health Services，PARiHS）框架（下文简称"PARiHS 框架"）。它巧妙利用临床医护人员熟悉的概念来阐释创新采纳的各部分内容。Kitson 等人为顺利实施证据指南或研究结果而设计的函数，将证据、情境和促进作用这三个相互影响的因素融合在一起。成功实施 PARiHS 框架的函数如下：

$$SI = f\ (E,\ C,\ F)$$

成功实施（Successful Implementation，SI）是包含证据（E：Evidence）、情境（C：Context）和促进作用（F：Facilitation）的函数（f：function）。

证据

Kitson 等人的理论框架中将证据定义为研究结果、临床经验和患者偏好。每个证据部分都用一个连续体进行描述。研究结果连续体的一端是一级证据如随机对照试验，另一端是传闻性证据。临床经验的连续体是从获得广泛赞同的观点到存在分歧的专家意见。患者偏好一端是已与医患合作关系紧密结合的证据，另一端则是根本没有患者参与的证据。

在实际工作中，如果临床医护人员认为干预措施不切合实际或不安全，即使是随机对照试验中的一级证据也是不能行得通的。例如，确认鼻饲管位置是否正确的最佳做法是做胸部 X 光，但在确认鼻饲管已经安置正确之前，患者最多可以做多少次 X 光？临床医护人员通过检索研究型和非研究型文献发现可以使用辅助方法来确定鼻饲管的位置，如比色式二氧化碳检测法（Burns，Carpenter，Blevins，Bragg，Marshall et al.，2006；Meyer，Henry，Maury，Baudel，Guidet et al.，2009）。因此，在临床工作中，医护人员在思考使用哪种转化策略时，既需要考虑研究型证据也要考虑非研究型证据。

情境

采纳创新的组织其内部发生的事件会影响实现预期有益结果的可能性。McCormack，Kitson，Harvey，Rycroft-Malone，Titchen 等人（2002）通过对"情境"概念的分析，发现文化、领导力和评价这三个亚要素共同影响着情境的特征。对于采纳创新的医疗机构，以上三个要素都有值得探讨的地方：

1. 文化：医疗机构的类型、文化和信仰，在一起工作的临床医护人员之间的协作关系

2. 领导力和管理水平：倾听并回复员工的意见；通过提供资源支持、移除阻碍因素来支持护理实践的共同领导

3. 评价：对个体和团队的表现给予反馈意见；采用多种评价指标衡量进展情况，

包括临床结局和经济效应

McCormack 等人的结论是，情境各要素的综合作用要么引发变革，要么阻碍变革。

促进作用

让实施过程更顺利或帮助他人实现目标的人被称为"推动者"。Kitson 等人（1998）对推动者和意见领袖做出了区分。意见领袖以非正式的方式影响个体的行为。在转化研究结果或证据的过程中，推动者的角色是帮助个体了解哪些地方需要改变以及如何实施改变。推动者为实现改变使用各种技能，而意见领袖则是靠他们的地位或技术能力对他人产生影响。意见领袖可以是同行也可以是专家。推动者也许是医疗机构外的人士，而意见领袖则常常是体系内的人。Locock，Dopson，Chambers 和 Gabbay（2001）就意见领袖的角色定义进行了深入探讨。

行动中的推动者

Alkema 和 Frey（2006）使用 PARiHS 框架转化了一项在社区内开展的药物管理干预措施（Community - Based Medication Management，CBM）。最初的项目是实施一项基于证据的药物管理干预措施，旨在减少虚弱老年人的用药问题。一个专家共识小组制定了家庭护理标准。这些标准是针对用药问题的，可以通过家庭护理人员进行评估并解决，是患者整个护理计划中的一部分。一所大学开展了一项随机对照试验，对这个干预模型进行了测试（Meredith，Feldman，Frey，Hall，Arnold，Brown，& Ray，2002）。

此项创新就是在这个随机对照试验的基础上形成的以证据为基础的项目，在两家不同的机构内所开展的免费照护管理项目中实施。主要干预措施是让来到现场的药剂师作为咨询者在家庭照护场所协助护理人员解决用药问题。与对照组 38% 的问题解决率相比，采用这个模型的干预组达到了 50% 的问题解决率。其他三项结局指标也表明采取新的干预措施后它们均得到了改善。

专业人士的协助加快了 CBM 在其他四个家庭护理机构内的转化。这个干预模型在虚弱老年人家庭护理服务的环境中不仅具有可行性，而且是可持续的。但在另一种实践环境中（低收入残疾老年人中）使用这个模型则遇到了阻力，模型的保真度和接受度均受到影响。尽管该研究证据的级别很高，但开展研究的环境和应用研究结果的环境却截然不同。照护模式包括护士和社工，而社工的角色类似于初级保健个案管理者。出现用药问题时他们一般是打电话咨询药剂师，药剂师偶尔会到场解决问题。在极少数情况下会让社工联系初级保健医生询问有关药物的问题。在最初的研究中，护理人员每周去患者家里数次，而在残疾老人的研究中，护理人员每月给患者电话随访，每三个月上门一次。在原来的试验中，协调团队专门会在开会和电话咨询时到场。Alke-ma 和 Frey（2006）总结认为，评价 CBM 转化项目需要测评患者结局，还要总结在不同环境中实施基于证据的实践方式的经验。

转化中的合作关系

转化证据的过程需要医护人员评估自己与他人建立合作关系的能力水平。这种关系的形成可能发生在研究者和医护人员之间、医疗服务机构和护理学院之间，以及不同的医疗服务机构间的合作。

研究者和医护人员

从随机对照试验中得出的证据为医护人员提供了最佳实践知识。从"理想的"严格控制研究环境到"真实"多样环境中的成功转化，需要不断拓展研究结果的应用范围。研究者可以向临床从业人员寻求帮助以更好地了解最佳实践流程。一个新的名字——"知识经纪人"（Knowledge Broker）诞生了，他是连接研究者与一线医护人员之间的重要桥梁。医疗机构通常都指定护理教育者和临床护理专家承担知识经纪人的职责，负责在实践中转化新证据（Kent，Hutchinson，& Fineout-Overholt，2009）。

对医疗服务机构的复杂性最深有体会的人莫过于机构内的工作人员。意见领袖或变革推动者只有在了解了机构文化后才能有效协助 EBP 在整个机构内的实施。例如，医疗机构采用新的疫苗接种规程需要符合医院和当地医疗机构的政策法规。由于接种合规情况是这家医院需要上报的循证核心指标之一，医院决定对院内的所有成人患者实施接种计划，但实施接种的过程并不顺利。多个科室都担心这么做会导致患者在接种后发热，造成医护人员不必要的诊断检查，增大医疗开支和工作量，甚至延长患者的住院时间。有些科室采用了此项新规程，仅仅是因为有绩效改进领导者、带教和医生、护理意见领袖和循证支持等促进变革因素的存在。科室内的意见领袖需要倾听科室和基层员工的意见，做出回复并制定免疫接种规程的实施细则和进度表。这个例子强调了双向沟通在实施有挑战性的政策时的重要性。就算强制性地进行变革，也并不等同于对变革方案的接受和实施。即使在今天，有些科室也依然没有采用接种规程，而是采取了更适合科室就诊人群的方式来达到规定的要求。

医疗服务机构和护理学院

约翰·霍普金斯医院和约翰·霍普金斯大学护理学院的护理人员经过四年的合作构建了 JHNEBP 模型，双方在合作过程中产生了许多关于该模型的新思考。除了继续合作推广该模型，医院和护理学院还在其他方面开展合作项目。

医院的护理研究委员会包括院内不同临床领域的数名代表，其中必有一名来自护理学院。临床护理委员会想以"艺术与护理研究"作为开题报告的课题。报告由医院和护理学院联合制定，其中用到定量（调查）和定性（焦点小组）方法。学院教师正帮助委员会通过护理学院的发展办公室申请一小笔研究经费。学院教师是组织焦点小组方面的专家，医院护理研究员则擅长定量研究。研究人员和临床医护人员专业技能的结合使得在急性病医院中可以开展混合性研究。这项研究是评估在急性病医院中融入艺术元素对减轻护理人员和护理学院学生压力的效果。医院和护理学院各自都将会在项目结束后开始研究结果的宣传活动。

不同场所间的合作关系

最佳实践不仅能在其"诞生"的环境中得以应用，也可以推广到其他不同的场所里予以实施，如社区医院、卫生部门、监管机构和患者家中。这种转化称为"二型转化"（TypeⅡTranslation），旨在推动新的实践方式（Rohrbach, Grana, Sussman, & Valente, 2006）被采纳。在转化过程中，负责宣传研究结果和参与项目实施的人需要确定社区的利益相关者，这点至关重要。在其他场所中传播研究结果可以采用多种技巧。

Rohrbach, Grana, Sussman 和 Valente（2006）探讨了针对项目提供者的培训方法，帮助他们实现项目的采纳和实施。这些培训方式最简单的就是提供像工具包一类的培训材料，或者培训材料与讲习班结合的培训方式，或者采取培训材料、讲习班与持续六个月的技术协助/咨询结合的培训。最后这种培训方式最全面，受训者的项目被采纳和实施的概率也最高。但是讲习班和咨询服务的费用可能会阻碍创新的采纳。因此，在评估传播策略的同时也要衡量创新的复杂性。在采用简单易懂的创新措施时使用附有核对表的工具包可能就足够了，如这项控制血流感染的循证措施：要求医护人员使用手术核对表，赋予危重症护理人员在发现违反规程的情况时停止插入导管的权利（Pronovost, Needham, Berenholtz, Sinopoli, Chu et al., 2006）。

例证

药物重整中护理人员与药剂师的合作

医院每年发生约 40 万例可预防的药品不良事件（Adverse Drug Event, ADE），造成至少 35 亿美元的额外开支（Institute of Medicine, 2007）。不完整的药物信息是导致这些事件发生的原因之一。联合委员会认识到药品不良事件的严重性，于 2005 年制定了全国患者安全目标，以提高医疗服务机构的用药安全。委员会也认识到完成药物重整的难度很大，于是在 2009 年暂停对药物重整标准的分类，修改后的标准将于 2010 年发表（Mansur, 2009）。

实践问题

由护理人员和药剂师组成的团队负责发现并矫正患者出入院时药物重整中的差异能否减少急诊患者中的用药错误事件？

证据

信息在连续性照护过程中传递的不完整性会将患者置于遭受伤害的高风险中（Kripalani, Le-Fevre, Phillips, Williams, Basaviah & Baker, 2007）。用药过程是诠释这个观点的最佳例子。一直以来医护人员常规需要查看患者的用药史，但加速的入院过程让他们无暇评估患者的详细用药史。为解决这个连续性照护中的难题，各医疗机构制定了以医生为主导、以护理人员为主导和以药剂师为主导的药物重整流程，希望能避免用药错误造成的伤害（Gleason, Groszek, Sullivan, Rooney, Barnard et al., 2004；Cornish, Knowles, Marchesano, Tam, Shadowitz et al., 2005）。

鉴于从这方面的文献综述中只得出极少量的证据，相关人员开展了一个研究项目，希望能为这个领域贡献些新知识。该项目获得罗伯特·伍德·约翰逊基金会的跨学科护理质量研究项目（Interdisciplinary Nursing Quality Research Initiative, INQRI）的资助，研究目标是检验由护理人员和药剂师共同组成的团队在急诊患者出入院时，发现并矫正药物重整中意外发生药物差异的有效性和成本效益。研究结果包括以下几点：

- 共有 563 名患者参与了此项研究，其中 226 名患者（40%）在入院或出院阶段发生药物差异
- 162 名患者（28%）的药物差异情况被两位医生和两位药剂师定为可能会给患者造成伤害
- 参与研究的护理人员平均花 11 分钟完成患者用药问诊规程，还要额外 29 分钟来完成清单

转化

外部环境

在这个医疗不断改革的时代，有充分的证据表明超过 19.6% 的联邦医疗保险付费患者在出院 30 天内又再次入院，导致了 174 亿美元的医疗开支（Jencks, Williams, & Coleman, 2009）。目前，有关护理疗程费用（包含患者出院后 30 天内的护理费）的提案正在向国会提出，希望能取消患者每次入院时产生的费用。医疗服务机构的责任范围需要拓展到患者所在的社区。确保药物重整的完整性是避免患者意外再入院、降低医院财政支出的关键。在患者出院后，医院护理团队应通过

例证

打电话或上门访问的方式了解患者的用药情况，直到他们可以享受到初级保健提供者的服务，通过延续性护理进一步预防用药差异的发生。

创新特征

护理人员—药剂师模型的潜在前提是其他医疗机构可以复制这个模型。护理研究人员在这项研究开展前也是临床一线医护人员，他们对医院系统和结构的了解使他们能够胜任实施研究和制定工作流程的任务。他们用电子药单替代之前一直使用的手写药单，采用带有文字交流功能的寻呼系统，方便医护人员与药剂师之间的沟通。

床旁护理团队认为护理人员—药剂师团队的相对优势在于他们有时间获取来自机构外的信息，如社区药房的信息。研究者会给患者一张钱包大小的药物信息卡片，并在患者出院后与患者保持联系，以及时纠正任何用药差异。此外，团队还利用机构资源将这项创新措施应用到日常工作中。其他想要试验这项创新的医疗机构可以利用现有资源组建一个团队开展试验。由于此项创新简便易操作，一个工具包就足够了。

采纳创新的机构特征

团队需要充分发挥机构内部倡导者的作用，很多倡导者都参与了这项研究。研究团队预计机构有关人士将会在会上提出很多问题，通常会安排团队中的关键成员来参加此类会议。研究基地是一个学习型机构，所以向这样的机构展示有关用药差异的数据，包括对患者造成的伤害和对财务的影响，都会取得非常好的效果。团队向机构表明，他们通过改善药物重整方式可以在医疗照护方面做得更好。

机构当前的科室结构并不能为创新的采纳提供很好的支持。平均每位护理研究人员要额外花费将近半小时才能准确重整患者入院药物。对于协助患者护理工作的人员，如床旁药剂师、个案管理者或中级照护提供者，可能需要寻找机会重新调整他们的工作职责，加入有关创新措施的内容。

创新传播策略

这个研究项目刚刚结束。研究团队便计划向机构内的重要团队（如安全和质量改进委员会）展示项目结果。护理研究人员在开展研究的过程中掌握了有关干预措施的专业知识，并据此设计了一个用来解释成功的工作流程的工具包。支持创新传播的基础结构与潜在创新采纳者之间的关系是团队面临的最大挑战。他们向潜在采纳者指出，从监管规定、财务和道德规范这些方面考虑，药物重整的工作流程需要进行重新设计。要重新分配患者出入院的药物重整责任，让具备药物重整流程知识和有时间完成这个流程的照护人员负责。

机构正在实施新的信息系统，医护人员利用这个系统能够发现存在药物使用错误可能的高危患者。机构开始和家庭护理服务提供者合作，在患者出院后，家庭护理服务提供者会评估患者是否按照疗程服药。如果联邦医疗保险中针对护理疗程费用的偿付结构发生变化，所有医疗服务机

例证

构都将会采取新措施，建立新的合作关系以改善延续护理的服务质量。

所获经验

对照护过程中进行基于证据的改变需要多方面资源的支持。

1. 在进行基于证据的调查及/或研究时，随时向关键人员提供有关调查或研究的信息。等到完成所有结果的分析或文献回顾后才开始传播创新会耽误传播的进程。在上面这个例子中，研究团队很熟悉研究的进展情况，但他们并没有在研究过程中向关键的决策制定者报告有关情况。虽然大多数研究员都想在项目结束后分享项目结果，但这么做可能会耽误创新的采纳过程。

2. 接受或拒绝创新的决定可能会随着时间的推移而改变。医疗付费制度中的改变也许会促进创新被采纳。有了解创新并具有说服力的倡导者可以让机构在决定是否接受创新时权衡创新与维持现状的利弊。

3. 在分权制的机构内实施创新时，其被采纳的策略是变化的、不固定的，因此开发一个工具包能在一定程度上保证干预措施的准确实施。

总结

本章使用创新扩散框架来探讨创新转化过程中需要考虑的因素。评估机构对采纳新实践方式的准备度要从外部环境、创新特征、推动采纳机构变革的因素和周密的传播策略这几方面进行考虑。在不同的场所中应用 EBPs 既创造了新知识又丰富了转化科学的理论基础。

参考文献

Alkema, G. E. & Frey, D. (2006). Implications of translating research into practice: A medication management intervention. *Home Health Care Services Quarterly*, 25 (1-2), pp. 33-54.

American Association of Critical - Care Nurses. (2009). Standards of care for acute and critical care nursing practice. Retrieved November 13, 2009, from http://classic. aacn. org/AACN/practice. nsf/Files/acstds/ $ file/130300StdsAcute. pdf

American Nurses Association. (2009). *ANA standards*. Retrieved November 17, 2009, from http://www. nursesbooks. org/Main - Menu/Standards/H - - N. aspx

Bodenheimer, T. (2007). The science of spread: How innovations in care become the norm. Retrieved May 21, 2010, from http://www.chef.org/~/media/Files/PDF/T/The ScienceOfSpread.pdf

Bradley, E. H., Curry, L. A., Ramanadhan, S., Rowe, L., Nembhard, I. M., & Krumholz H. M. (2009). Research in action: Using positive deviance to improve quality of health care. *Implementation Science*, 4, p. 25.

Bradley, E. H., Webster, T. R., Baker, D., Schlesinger, M., Inouye, S. K., Barth, M. C., et al. (2004). Translating research into practice: Speeding the adoption of innovative health care programs. *Commonwealth Fund.*

Burns, S. M., Carpenter, R., Blevins, C., Bragg, S., Marshall, M., Browne, L., et al. (2006). Detection of inadvertent airway intubation during gastric tube insertion: Capnography versus a colorimetric carbon dioxide detector. *American Journal of Critical Care*, 15 (2), pp. 188 – 195.

Centers for Medicare and Medicaid Services. (2009). CMS proposes to expand quality program for hospital inpatient services in FY 2009. Retrieved November 13, 2009, from http://www.cms.hhs.gov/apps/media/press/release.asp? Counter = 3041

Coleman, E., Parry. C, Chalmers, S. & Min, S. (2006). The care transitions intervention model: Results of a randomized controlled trial. *Archives of Internal Medicine*, 166, pp. 1822 – 1828.

Cornish, P. L., Knowles, S. R., Marchesano, R., Tam, V., Shadowitz, S., Juurlink, D. N. et al. (2005). Unintended medication discrepancies at the time of hospital admission. *Archives of Internal Medicine*, 165 (4), pp. 424 – 429.

Davis, T. C., Long, S. W., Jackson, R. H., Mayeaux, E. J., George, R. B., Murphy, P. W., et al. (1993). Rapid estimate of adult literacy in medicine: A shortened screening instrument. *Family Medicine* 25 (6), pp. 391 – 395.

Dearing, J. W. (2008). Evolution of diffusion and dissemination theory. *Journal of Public Health Management and Practice*, 14 (2), pp. 99 – 108.

Gladwell, M. (2000). *The Tipping Point.* New York: Little, Brown and Company.

Gleason, K. M, Groszek, J. M, Sullivan, C., Rooney, D., Barnard, C., Noskin, G. A. et al. (2004). Reconciliation of discrepancies in medication histories and admission orders of newly hospitalized patients. *American Journal of Health System Pharmacists*, 61 (16), pp. 1689 – 1695.

Heath, C. & Heath, D. (2007). *Made to stick.* New York: Random House.

Institute for Healthcare Improvement. (2006). Remaking American medicine. Retrieved November 13, 2009, from http://www.remakingamericanmedicine.org/lives.html

Institute for Healthcare Improvement. (n. d.). Retrieved November 13, 2009, from http://www.ihi.org/ihi/search/searchresults.aspx? searchterm = toolkits&pg = 1&sea-rchtype = basic

Institute for Healthcare Improvement. （2004）. Transforming care at the bedside. Retrieved November 17, 2009, from http：//www. rwjf. org/files/publications/other/IHITCABpaper%5B1%5D. pdf

Institute of Medicine. （2003）. *The Future of the public's health in the 21st century.* Washington, DC：The National Academies Press.

Institute of Medicine. （2007）. *Preventing medication errors.* Washington, DC：The National Academies Press.

Jack, B. W. , Chetty, V. K. , Anthony, D. , Greenwald, J. L. , Sanchez, G. M. , Johnson, A. E. et al. （2009）. A reengineered hospital discharge program to decrease rehospitalization. *Annals of Internal Medicine*, 150, pp. 178 – 187.

Jencks, S. F. , Williams, M. V. , & Coleman, E. A. （2009）. Rehospitalizations among patients in the Medicare fee – for – service program. *The New England Journal of Medicine*, 360 （14）, pp. 1418 – 1428.

The Joint Commission. （2009）. National patient safety goals. Retrieved November 13, 2009, from http：//www. jointcommission. org/patientsafety/nationalpatientsafetygoals/

Kent, B. , Hutchinson, A. M. , & Fineout – Overholt, E. （2009）. Getting evidence into practice – Understanding knowledge translation to achieve practice change. *Worldview on Evidence – Based Nursing*, 3rd Quarter, 183 – 185.

Kitson, A. , Harvey, G. , and McCormack, B. （1998）. Enabling the implementation of evidence based practice：a conceptual framework. *Quality in Health Care*, 7, pp. 149 – 158.

Kripalani, S. , Bengtzen, R. , Henderson, L. E. , & Jacobson, T. A. （2008）. Clinical research in low – literacy populations：Using teach – back to assess comprehensive of informed consent and privacy information. *Ethics and Human Research*, *March – April*, pp. 13 – 19.

Kripalani, S. , LeFevre, F. , Phillips, C. O. , Williams, M. V. , Basaviah, P. , & Baker, D. W. （2007）. Deficits in communication and information transfer between hospital – based and primary care physicians：Implications for patient safety and continuity of care. *JAMA：The Journal of the American Medical Association*, 297 （8）, pp. 831 – 841.

Locock, Dopson, Chambers, & Gabbay. （2001）. Understanding the role of opinion leaders in improving clinical effectiveness. *Social Science and Medicine*, 53 （6）, pp. 745 – 757.

Mansur, J. M. （2009）. A continuing need to reconcile medications for patient safety. *Joint Commission Journal on Quality and Patient Safety*, 35 （5）, p. 263.

McCormack, B. , Kitson, A. , Harvey, G. , Rycroft – Malone, J. , Titchen, A. , & Seers, K et al. （2002）. Getting evidence into practice：the meaning of 'context'. *Journal of Advanced Nursing*, 38 （1）, pp. 94 – 104.

Meredith, S. , Feldman, P. , Frey, D. , Giammarco, L. , Hall, K. , Arnold, K. et al. （2002）.

Improving medication use in newly admitted home healthcare patients: a randomized controlled trial. *Journal of the American Geriatrics Society*, 50 (9), pp. 1484 – 1491.

Meyer, P., Henry, M., Maury, E., Baudel, J. L., Guidet, B., & Offenstadt, G. et al. (2009). Colorimetric capnometry to ensure correct nasogastric tube position. *Journal of Critical Care*, 24 (2), pp. 231 – 235.

National Institutes of Health. (2009). Re – engineering the clinical research enterprise. Retrieved November 13, 2009, from http: //nihroadmap. nih. gov/clinicalresearch/overview – translational. asp

Nelson, D. (2002). Communicating public health information effectively. In Nelson, D., Brownson, R., Remington, P., Parvanta, C. (Eds.). *Translating Public Health Data.* American Public Health Association: Washington, DC, pp. 33 – 45.

Oncology Nursing Society. (2009). Evidence – Based Practice Resource Area (EBPRA). Retrieved November 13, 2009, from http: //onsopcontent. ons. org/toolkits/evidence/

Pronovost, P., Needham, D., Berenholtz, S., Sinopoli, D., Chu H, Cosgrove, S., et al. (2006). An intervention to decrease catheter – related bloodstream infections in the ICU. *New England Journal of Medicine*, 355 (26), pp. 2725 – 2732.

Rogers, E. M. (1995). *Diffusion of innovations.* New York: The Free Press.

Rohrbach, L. A., Grana, R., Sussman, S., & Valente, T. W. (2006). Type II translation: Transporting prevention interventions from research to real – world settings. *Evaluation and the Health Professions*, 29 (3), pp. 302 – 333.

Titler, M. G. (2004). Methods in translation science. *Worldviews on Evidence – Based Nursing*, 1, pp. 38 – 48.

U. S. Department of Health and Human Services. (2009). *Hospital Compare* – A quality tool provided by Medicare. Retrieved April 9, 2010 from http: //www. hospitalcompare. hhs. gov/Hospital/Search/SearchMethod. asp? pagelist = Home&dest = NAV | Home | Search | SearchMethod | Welcome&search _ dest = NAV | Home | Search | Welcome&version = default&browser = Firefox | 3 | WinXP&language = English&btnFindHosp = Find + and + Compare +

Westfall, J. M., Mold, J., & Fagnan, L. (2007). Practice – Based Research—Blue highways on the NIH roadmap. *JAMA: The Journal of the American Medical Association*, 297 (4), pp. 403 – 406.

转化并分享结果

衡量医疗服务工作成功度的常规指标包括：质量和安全结果、患者和员工满意度、结构与过程中的促进和阻碍因素，以及预期目标的完成情况。这些衡量成功度的指标也适用于 EBP 工作。但 EBP 的成果在项目结束后依然对医疗服务产生着影响。护理机构自上而下都应重视、支持循证护理实践成果的应用。EBP 导师在进行指导时也应强调传播项目结果的重要性。最关键的一点是要对护理人员进行成果传播方面的培训和指导，以确保医疗服务提供者和消费者都能了解到 EBP 的研究成果。

实现 EBP 成果的广泛传播可谓是道阻且长。医疗机构需要增强自身能力以更好地为护理人员提供支持，帮助他们掌握常用的传播策略。本章将探讨在机构内外宣传 EBP 项目结果时所需的常用传播策略。

转化与传播

转化证据的途径多种多样，这取决于研究结果的一致性、证据的数量、研究的等级和质量以及证据的其他特点，这些特点会影响证据在特定实践环境中的可行性。转化和传播阶段的流程看似相同实则不同。团队在转化阶段需要根据证据的情况制定转化决策，随后实施计划，而传播则是在做出转化决策并制订好计划后才使用的一种转化技巧。

韦氏在线词典将传播（Dissemination）定义为向各处散布或散发（to Spread or Disperse Throughout）（Merriam - Webster，2009）。开展有效的传播能够提升医疗机构对 EBP 的意识和认识，促使他们根据新发现的证据改变当前的实践方式。当医疗机构能够恰当地使用新信息、把证据转化为实践时，传播 EBP 项目结果的工作就取得了成功。开展双向交流、制定机构内部 EBP 项目结果定期交流计划都是实现有效传播的方法。

全国残疾研究传播中心（National Center for the Dissemination of Disability Research, NCDDR）明确了有效传播计划所包含的十个要素（NCDDR, 2001），借此提醒专业人士要从开始制订项目计划时就着手规划传播工作，这样才能保证及时开展传播工作（见表 10.1）。这同样适用于 EBP 工作。在明确实践问题、制订好证据检索计划后，EBP 团队需要讨论如何开展证据检索结果的交流以及实施传播计划需要哪些人的参与。

表 10.1　有效传播计划的十个要素（NCDDR, 2001）

1. 目的：确定并记录传播项目所要实现的目的。

2. 目标：每个目的分为一到多个具体目标，目标内容应阐明传播活动后所要达到的预期结果。

3. 用户：阐述"潜在用户"的规模和特征，他们是为实现具体目标而组织传播活动的目标人群。

4. 内容：明确项目的最基本内容，并向每个已确定的潜在用户群传播。

5. 来源：找出已与每个潜在用户群相连的主要信息源，或每个潜在用户群最信任的信息源，思考在传播过程中如何与这些信息源合作。

6. 媒介：阐述向潜在用户最大限度地传播信息内容的媒介或媒体，以及潜在用户通过每种方式获取信息所需的资源和能力。

7. 成功：说明通过什么方式可以确定传播工作取得了成功。如果需要采集数据，说明采集的方式、时间和人员。

8. 信息获取方式：阐述如何改善获取项目信息的方式，以及如何归档信息以便以后获取。要考虑到大多数人是在需要使用与项目有关的信息时才去获取信息，不一定是在项目完成后才这么做。

9. 可获得性：确定使用哪些策略可以让他人意识到你基于研究所得到的项目信息可供使用并且可以获得不同格式的信息。

10. 障碍：指出有可能阻碍目标用户获取或使用信息的因素，制定相应的解决计划。

重印已获许可，国家残疾与康复研究所（National Institute on Disability and Rehabilitation Research）（项目#H133A0311402, 2001），2009 年 12 月 30 日从 http://www.researchutilization.org/matrix/resources/dedp/获取。

机构内部的传播

在医疗机构内部传播 EBP 结果需要先制订一份沟通计划。计划包括构建所有 EBP

项目的标准沟通方式，也包括和某些特定项目相关的个性化沟通措施。制订计划时需要思考的最重要的问题是：它可以对我的传播起到什么作用？沟通的目的是让员工明白新证据会如何影响他们每天的护理工作，以及护理效果和质量会因这项证据得到怎样的改善。例如，医院制定并准备实施一套新的护理指南，让员工了解其中关于实践方式变化的重点内容（需要知道的信息与最好知道的信息相对应），侧重阐明新的检测建议或治疗方式可以提高护理效果和质量。

有效的沟通策略会考虑用什么样的方式去传播信息，找出大多数员工都能使用的信息格式，如何让证据变得简单易懂以供繁忙的医护人员使用。有多种传播信息的方式可供医疗机构使用，如简讯、网站、公告栏、员工会议、文献交流俱乐部、护理大查房、入职培训和员工的继续教育等。

简讯

利用医疗机构内部简讯的"EBP专栏"是一个很好的用于汇报EBP项目进展的平台。简讯内容通常包括员工提出的新实践问题、EBP团队需要收纳新成员、项目进展情况和已完成项目的结果。传播项目结果时还需列出后续计划和转化计划，使员工能意识到研究成果可以给他们的工作带来的积极影响。

网站

EBP网站是护理部用来传播EBP结果的重要工具。一个设计齐全的网站内容应包含：医疗机构使用的EBP模型或方法；评价工具和其他EBP有价值的资源；机构外部重要信息来源的链接，如图书馆、数据库和EBP教育网站；专门用来报告EBP项目进展的版块，类似于内部简讯的EBP专栏。这个项目进展版块也可以当作机构内部护士完成EBP项目的归档。设计一个标准报告工具用来汇报已完成的EBP工作，这样护理人员能熟悉常见的EBP格式，有助于在项目结果报告中查找有关信息。

文献交流俱乐部

文献交流俱乐部是在工作环境中传播EBP信息的另一种途径。大多数人认为文献交流俱乐部是团队在轻松的氛围中讨论和评价证据的方式，但医疗机构也可以利用此来回顾、传播新证据或EBP项目的结果。

开展文献交流俱乐部最重要的一点是让员工享受并积极参与到新证据的讨论中去。每个病区或科室都需要决定自己如何开展文献交流俱乐部，但是一定要确保参加活动的每个人都能感到舒适、无压力。如果繁忙的护理员工表示自己没时间阅读将要交流的文献，那么可以每周组织一次半小时的文献交流活动，其中包括阅读文献的时间。

文献在每个月的第一周分发，小组读完后一起讨论文献摘要。如果他们对文献感兴趣，那么下一周就继续研究这份文献。如果不感兴趣就另选一篇文献，开始新一轮阅读和讨论的过程。小组在第二周阅读并讨论文献的引言和讨论/结论部分，初步了解研究问题后快速掌握作者的研究成果。第三周是阅读、讨论文章的文献综述和结果部分。最后一周小组会议的内容最难，小组要阅读并讨论文献中用到的研究方法。如果这种文献交流的方式适合你所在的小组，就可以把文献的纸质版放在病区的文件夹里，方便员工取阅。这么做的好处是，对文献很感兴趣的员工可以在下周小组开展文献交流活动前把文章读一遍。

继续教育

有多种多样的继续教育方式可以用来传播新证据。各类口头报告，如护理查房、特定病区的培训会议和医院的入职培训都是传播 EBP 项目最新结果的好机会。许多 EBP 项目的成果都有很大的吸引力，并对医院内的众多护士都适用；同时，可能你的同事也对这些研究结果抱有浓厚的兴趣，以及如何在工作中应用项目的研究结果。如果你不知道怎样以口头报告的形式传播 EBP 成果，可以请教护理教育部门的导师，在他的指导下为第一次口头报告做准备。随着口头报告次数的增多，你会发现自己越来越得心应手。护理人员可以利用在机构内部传播 EBP 的机会提高他们的公众演讲技能，丰富实践经验，增强自信心，这样在机构外部宣传成果时他们会更有自信。

基于实践的学习

护理人员、医生和其他医疗专业人士一起讨论新证据对他们各自的工作环境和治疗的个体患者都会起到积极作用，这种跨学科、基于实践的学习互动能让更多的人了解、认可 EBP，也更容易促使他人的行为向预期方向发生改变。这样的教育机会应该包括对新的实践建议利弊风险的讨论，探讨新证据或实践改变建议与组织文化、医疗服务者的工作偏好、护理和其他临床人员的工作以及当地患者人群是否契合。

讨论时还要考虑证据在不同环境中转化的差异性，如果转化证据的环境与产生证据的环境相差太多，跨学科小组就需要讨论转化过程中有哪些环节是必不可少的。此外，还要讨论推动和阻碍实践改变的因素以及从先前转化项目中获得的经验，这些都是 EBP 教育中的重要环节。利用教育培训的机会邀请制订转化计划的负责人参与，让他们负责计划新证据在患者护理服务中的转化方式。

意见领袖

发挥医疗机构内意见领袖的作用也有助于新知识在局部区域内的传播，让其他医疗服务提供者了解、接受改变实践的建议并最终在工作中付诸实践。临床医护人员普遍担忧的问题是：在没有经过合适的讨论、得到反馈意见和合理规划后就按照固定的套路实施新证据。在决定有哪些证据可以在新环境中实施以及如何实施时，临床专家发挥着重要作用。意见领袖常常能为 EBP 工作提出合理明智的建议和咨询。

决策支持系统

利用医疗信息领域的决策支持系统来传播信息的方式越来越受到人们的欢迎。该系统会结合最新证据自动发出提示、警告、算法和建议，帮助医护人员在进行床旁护理时做出更好的决策，加强证据实施的一致性并保证各项操作的标准化。这些系统设定的提示消息能让护士和其他医务人员定期了解到新证据，促使他们采用新证据，推动护理工作朝着积极的方向改变。

向机构伦理审查委员会提交申请

在制订计划时，尤其是在决定是否要开展快速质量改进计划或预实验时，总会遇到这个问题：到底要不要向伦理审查委员会（Institutional Review Board，IRB）提交申请？伦理审查委员会是个行政机构，旨在保护该委员会所附属的机构开展的研究活动中人类受试者的权利和健康（Office for Human Research Protections，1993）。IRB 首先关注的两个问题是：是否涉及研究，以及是否涉及人类受试者。

伦理审查委员会指南（Institutional Review Board Guidebook）（Office for Human Research Protections，1993）对"研究"和"人类受试者"的定义如下：

- 研究是指"旨在创造、拓展具有推广性知识的系统性调查，包括促进研究各方面发展的活动、测试和评估"。
- 人类受试者是指"研究员（专业人员或学生）针对活的人体开展研究，以获得具有可识别性的个人信息，或与该个体进行干预或互动来收集数据"。

根据该指南，有人类受试者参与的部分研究可能无须经过委员会审查，包括（1）使用教育测试和问卷中没有涉及识别受试者的信息，且数据的披露不会将受试者置于承担民事或刑事责任或经济状况、就业或名誉受损的风险中；（2）使用已有数据、文件或样本的研究，其中不包含能够导致受试者被识别的信息（Office for Human Research Protections，1993）。

例证

研究与质量改进

EBP 团队有时无法找到充分的证据来解答实践问题，于是会改用快速质量改进循环研究或预实验来弥补证据的不足。"清楚地了解质量改进和研究之间的区别对以改进为目标的 EBP 工作和以产生新知识为目的的研究活动都是有利的"（Newhouse, Pettit, Poe, & Rocco, 2006, p. 218）。请不要误把质量改进归为研究，否则会导致研究的设计不周和误读，还有可能侵害到受试者的权利，或因违反联邦或机构政策而遭到处罚。反之亦然。把研究当成质量改进来做会忽略伦理规范，规避人权保护。咨询当地伦理审查委员会，确定自己项目的性质是属于研究还是质量改进。下文将详细介绍研究与质量改进之间的差别。

研究是使用严格控制的方法来解答问题或解决困难。质量改进是使用明确规定的方法分析当前的护理实践，以改进护理质量和服务水平。

研究活动旨在创造可以推广适用于更大规模研究人群的知识，而不是仅仅局限于研究样本范围内的知识（Kring, 2008；Newhouse, Pettit, Poe, & Rocco, 2006）。质量改进活动主要为了内部流程的改进，使医疗机构内部特定的患者人群（现在和未来的人群）从中受益，这种改进不应用于机构外的任何人群（Newhouse et al., 2006；Kring, 2008）。质量改进活动是一种管理工具，用来改善医疗机构或科室内特定患者人群的护理。EBP 团队需要先正确理解质量改进和研究之间的区别，然后再思考是应该开展研究还是质量改进项目。

几乎所有的研究都会对人体受试者构成一定的风险，无论风险有多小。如果研究能产生任何积极效果，那也多是发生在未来的患者人群身上或在未来应用研究结果的科学界中（Kring, 2008）。相反，质量改进则很少涉及任何风险因素，而且只有已被证明具有积极作用的实践方式才会在质量改进中进行测试，可以预料到改进措施对医疗机构或科室内的现在和未来的患者人群、员工和医疗服务提供者都会产生积极效应。

如果你不确定 EBP 项目计划中的研究或质量改进是否需要经过伦理审查委员会的审查，最保险的做法是咨询当地的伦理审查委员会对项目的研究方法进行审查。与其项目结束后追悔莫及，不如行事前小心谨慎。

机构外部的传播

在机构外部传播 EBP 结果指的是向更广阔的医疗服务界展示你的 EBP 项目在改善患者护理质量，促进跨学科合作方面的成果。在机构外开展传播活动通常以口头报告、海报展示和发表文章三种方式进行。进行口头报告或展示海报通常需要在提交摘要后接受同行的评审，评审通过后邀请作者参加。本节将重点介绍摘要和海报的制作、口头报告的准备工作和撰写文章的技巧。

摘要

摘要是你对工作项目的概括性描述，应独立成篇、自成一体。摘要需要描述研究的目的、意义和结果以及相关建议。摘要需要回答"那怎么办"这个疑问，同时简明、扼要地论述项目的新颖之处和为现有领域添加的新知识。

摘要类型

摘要通常分为两大类，一类是提交给审查委员会的总结性摘要，和要发表的稿件或经费申请书一起提交，是对稿件或申请书内容的概述。另一类是会议摘要，是为在专业或专科组织会议上进行口头报告或海报展示而提交的申请资料。这类摘要的要求通常被列在会议组织者的"征文通知"（Call for Abstracts）中。最好在会议开始前数月就开始留意这类通知，它们通常都刊登在会议宣传册或单独的通知上。撰写会议摘要一是为了提交给会议评审委员会请求批准，二是让参加会议的人员了解你的口头报告或海报内容。介绍会议概况的手册上常会刊登这类摘要，方便与会者根据自己的学习需求选择合适的会议。

字数限制、目标和关键词

几乎所有的摘要都有字数限制，通常从 100 字到 500 字不等，最常见的最多为 250 个英文单词。如果是在线提交摘要，文本输入框常设有字数限制功能。使用文档的字数统计功能检查摘要的字数，不要超过指南中规定的字数限制。在很多情况下，字数超限的摘要会在审查环节中直接被淘汰掉。

如果你是向某个会议提交摘要，则需要在摘要中列出口头报告或海报展示的两个目标，说明你的目标与会议目标之间的相关性或者说明摘要针对的会议目标是哪个。也许会议组织者还会要求你列出摘要的"关键词"，这些常被用来确定摘要是否与会议目标相符，或者用来决定审稿人选。摘要的目标和关键词常常决定了你的摘要是否会得到审查、会被怎样审查以及由谁来审查。要避免在摘要中使用第一人称代词，如"我""我们"，即便是你的项目。正式提交的摘要也总是以第三人称代词撰写。这些细节往往决定着事情的成败。

格式

摘要的格式取决于你提交的对象或者内容本身。仔细阅读学术期刊或会议组织者列出的格式要求，记得加粗摘要中各段落的标题。这么做既能避免遗漏重要内容，还能让审查员明白你是在按照他们规定的格式撰写摘要。大多数摘要都是由以下段落组成的：

1. 问题陈述或研究动机：主要描述你尝试回答或解决的问题。同时此部分也应该包括项目的范围和重要性，阐释为什么研究问题值得他人的关注，对读者或与会者有何意义。

2. 方式或方法：此部分阐述得到结果的过程。例如，描述如何开展研究、证据评价的方法以及在回答研究问题时研究方法的选择（例如，从证据检索和评审中排除国际合作研究项目，或将检索范围限定为英语文献或针对成人的研究）。

3. 结果：摘要的结果部分告诉读者你发现或学习到的成果，即论述研究问题的答案。由于大多数摘要都有字数限制，这部分内容的详细程度取决于结果的重要性。

4. 应用和建议：这是摘要的最后一段，来阐述根据研究结果提出的改变建议（如有的话），说明研究结果是具有推广性还是只能适用于特定环境中，以及将来可能进行的后续工作。

研究摘要和 EBP 摘要的差别在于各段落的重点不一样。研究摘要需要更科学的研究方法，遵循研究的每一步骤，包括研究问题、假设、统计方法以及研究的不足之处。相反，EBP 摘要则着重论述实践问题在提高实践的有效性和效率中的重要作用，评价当前证据等级，讨论实践建议和创新措施。

撰写一份出色的摘要有助于 EBP 项目的成果通过海报展示、口头报告、台上演讲或发表文章的方式进行传播。图 10.1 举例说明了如何写好一份提交给护理实践博士会议的摘要。

标题：转化 5A 干预法以改善 2 型糖尿病成人患者的自我管理

目的：5A 行为干预法（询问、建议、同意、协助和随访）已经成功改善了初级保健中的行为风险因素。本篇系统综述的目的是评价有关初级保健环境中执业护士使用 5A 干预法改善 2 型糖尿病成人患者自我管理的证据。

目标：参会者将能够

1. 评价系统综述中所用各文献的研究方法的质量

2. 回顾有关增强患者血糖控制的自我管理干预措施的证据的优缺点

3. 确定 5A 干预法对改善初级保健环境中 2 型糖尿病成人患者自我管理的可行性

总结：尽管目前并没有发现针对糖尿病自我管理干预措施的"最佳实践"，但已有明确的证据表明利用综合干预措施可以适度改善患者控制血糖的情况。以患者为中心、密集型的干预措施，尤其是有护理人员或执业护士参与的干预措施，其有效性最高。在初级保健环境中，执业护士使用 5A 干预法改善 2 型糖尿病成人患者的自我管理是个切实可行的可供选择的方法。

图 10.1 Andrea Schram 提交的被护理实践博士会议接收的摘要

海报

根据会议组织者的"征文通知"要求提交的会议摘要，通过审查后就可以在会议或大会上展示项目海报，海报内容通常是项目的进展情况。海报展示的优点如下：第一，展示海报不用面临上台演讲那样大的压力，能更为轻松地传播研究成果；第二，在海报展示环节可以和与会者互动交流，还能收获关于项目进展的反馈意见。展示前的准备工作不仅需要完成一份制作精良的海报，还要学会如何简明扼要地论述研究的重点内容，争取用不到一分钟的时间让浏览海报的人了解到必要信息。此外，还要掌握吸引他人注意力的技巧，如提出能引起他人好奇心的问题（您有没有想过这项证据可以用来……?）

制作出色的海报不仅是一门艺术，也是一门科学，这需要对想要表达的信息进行精心规划、反复琢磨。海报的科学性在于选择合适的格式、合理安排信息；艺术性则体现在文字、标题、颜色和图形的设计上。

制作海报的科学性

海报的格式通常分为两类，根据海报展示的场所、成本及/或个人偏好进行选择。第一类是放在会议室内张贴在木板上的单张纸海报。第二类是由多个面板组成的海报，通常放在桌子上进行展示。因而，在制作海报前一定要了解海报展示的环境。此外还要考虑携带海报到会议地点的方式。是手持海报去会场，还是把海报装在行李箱里或是需要专门的设备来装海报？是否值得将海报提前邮寄到下榻的酒店，以减轻旅途负担、增加舒适度。记得提前询问酒店有关海报寄存的手续，确保海报在你抵达酒店时已经交由酒店保管。

海报制作最关键的环节是如何安排各部分内容。在开始前先问问自己这些问题：

1. 我想要表达的信息是什么？
2. 我想用什么方式来表达信息？
3. 用来表达信息的关键文字/图像/表格是什么？

海报上的信息应简明扼要，突出关键观点。在确定海报的尺寸后需要制作一份同样大小的海报草稿，在上面列出各项要点。记得在海报顶端留出适当区域用来写标题、海报作者及其工作单位。海报其他部分的内容应和提交的摘要基本相同，但介绍研究方法的部分可以比摘要中的更精简或干脆舍去不用，因为大多数浏览海报的人只对研究结果和你提出的建议感兴趣。你还可以向浏览海报的人分发自己的海报宣传单，许多宣传单都是一面印着海报缩图，另一面附上补充信息或摘要。你可以根据海报分发量来估算自己海报的受欢迎程度。记得随时准备好自己的名片，如果宣传单发完后还有人想要的话，你可以让他们给你发邮件索取宣传单副本。

在起草完海报信息后还要作适当修改以增强海报的可读性，包括让布局更美观、行文更流畅。要注意控制字数，用符号列表凸显信息的重点。完成这些后就要开始思考如何设计海报的风格。

制作海报的艺术性

海报制作的艺术性都体现在风格的设计上。以从左到右、自上而下的阅读方式来安排海报信息的布局。最重要的一点是营造突出的视觉效果，要能引起浏览者的注意。如果你在海报上设计三个纵栏，最重要的信息应安排在三个纵栏的顶端位置。例如，把实践问题放在海报的左上角，证据总结放在中间靠上、位于标题下方的位置，实践建议则放在海报的右上角。图 10.2 示例说明了如何设计一份海报。

利用标题、正文、字体、颜色、图形、表格、图表和照片来更有效地传达你想表达的信息。标题浓缩了全部信息的重点内容，有助于浏览海报的人理解项目的研究内容。海报上的信息必须字字切题，删去冗赘或无关的内容。改变不同部分的字体，营造更舒适的视觉效果。标题的字号要比副标题和正文的大，这样才能更吸引人的眼球。但不要使用超过三种或四种不同的字体，相应部分的字体需保持一致。永远不要用小于 12 的字号，否则会影响海报的可读性。谨慎选择海报的颜色。设置颜色边框、背景和对比色能让海报增色不少，但合理运用才能让海报更美观，而不是分散注意力。尽可能多地使用图表、表格和照片，用它们替代文字来传达关键信息。

转化 5A 干预法以改善 2 型糖尿病成人患者的自我管理：
文献系统综述

Andrea Parsons Schram，理科硕士、注册护士、家庭执业护士、约翰·霍普金斯大学护理学院护理实践博士项目

背景

· 全美有超过 1700 万 2 型糖尿病患者
· 超过 40% 的此类患者不控制自己的病情
· 预防 2 型糖尿病并发症的关键是控制高血糖和血压

目的

· 评估有关初级保健环境中执业护士使用 5A 干预法改善 2 型糖尿病成人患者自我管理的证据
· 5A 干预法：询问、建议、同意、协助和随访

检索策略

2009 年 3 月开展的文献检索：
· PubMed
· PsychInfo
· CINAHL Plus
· EMBASE
· Cochrane Collection
· 乔安娜布里格斯研究所
· 美国国家临床实践指南数据库

检索词：
· 2 型糖尿病
· 自我管理或自我护理
· 血糖控制
· 遵从或依从情
· 执业护士
· 5A 或五 A

排除标准：
· 药物治疗，自我监测或只通过电话联系的干预措施
· 研究人群仅限于 1 型糖病、儿童或青少年

理论框架

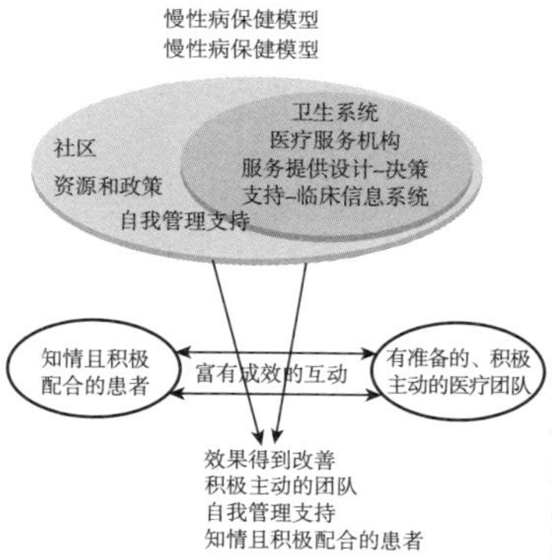
慢性病保健模型
慢性病保健模型
社区
资源和政策
自我管理支持
卫生系统
医疗服务机构
服务提供设计–决策
支持–临床信息系统
知情且积极配合的患者
富有成效的互动
有准备的、积极主动的医疗团队
效果得到改善
积极主动的团队
自我管理支持
知情且积极配合的患者

方法

·《约翰·霍普金斯循证实践护理模型和指南》（2007）证据分级表，用来评估入选文献中的研究方法的质量

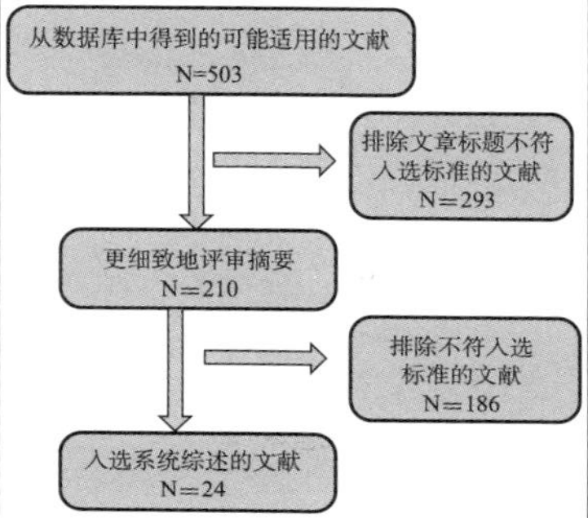
从数据库中得到的可能适用的文献
N=503
排除文章标题不符入选标准的文献
N=293
更细致地评审摘要
N=210
排除不符入选标准的文献
N=186
入选系统综述的文献
N=24

证据强度

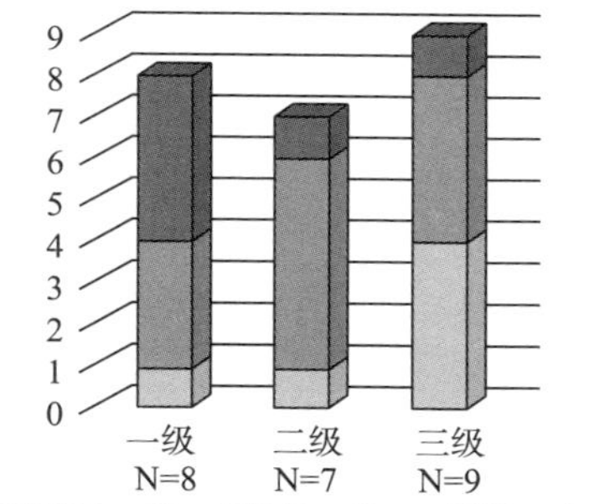
9
8
7
6
5
4
3
2
1
0
一级
N=8
二级
N=7
三级
N=9

□质量：优 ■质量：良 ■质量：次
一级 meta分析或随机对照试验N=8
二级 准实验性设计N=7
三级 定性或非实验性设计N=9

结果

优点
· 共回顾 24 项研究，其中 8 项是 meta 分析，随机对照试验或随机对照试验的系统综述
· 这 8 项研究中有 7 项研究的质量为良或优
· 有许多系统综述都对效应值进行了合并，提高了研究的强度

缺点
· 对干预措施和随访时间的描述不够全面细致
· 样本量小，可能过高估计干预措施的临床意义
· 对研究人群和并发症情况的描述不够全面

结论

尚未发现“最佳实践”
· 不同类型的干预措施均适度改善了患者的糖化血红蛋白水平，降低幅度在 0.5% 到 1.0% 之间
· 密集式互动和教导的方式最有效
· 有执业护士参与的密集式干预措施有效性更高
· 使用 5A 干预法与糖尿病护理质量有关
· 没有证据表明干预措施随着时间推移能够长期改善患者的血糖情况

对实践的影响

· 对满足以下特点且有明确定义的自我管理干预措施还需进一步研究
· 以患者为中心
· 结合了慢性病保健模型
· 可作调整以满足不同的自我管理需求
· 执业护士使用 5A 干预法改善 2 型糖尿病患者的自我管理是个切实可行的方案

致谢

慢性病保健模型的使用已征得美国医师协会许可：

Wagner，E.（1998）. Chronic Disease Management：What will it take to improve care for chronic illness［J］. *Effective Clinical Practice*，1（1）：2－4.

联系方式

Andrea Parsons Schram，理科硕士，注册护士、家庭执业护士，得克萨斯大学阿灵顿分校，aschram@ uta. edu

图 10.2 如何设计一份海报

可以借助一些软件的功能来设计海报，如微软的 PowerPoint。请参考表 10.2 中有关海报设计网站的信息。

表 10.2　海报设计网站快速参考指南

1. 纽约医学院（New York Medical College）的健康科学图书馆（Health Sciences Library）提供了多个学习海报设计的网站。第一个网站对"如何用 PowerPoint 制作海报"进行了分步指导，其他两个链接是 PowerPoint 的海报设计参考指南：

http：//library. nymc. edu/access/create_ PPposter. cfm

http：//www. nymc. edu/Infotech/Site/Quick - References_ Guide/powerpoint - quick - reference－2007. pdf

http：//www. nymc. edu/Infotech/Site/Quick - References_ Guide/powerpoint - quick - reference－2003. pdf

2. 华盛顿大学（University of Washington）列出了几个海报设计的公共网站：

http：//faculty. washington. edu/robinet/poster. html

http：//sph. washington. edu/practicum/ppposter. asp

3. 由宾夕法尼亚州斯沃斯莫尔学院（Swarthmore College）生物系 Colin Purrington 设计的网站为科学海报的制作提供了非常全面的信息。

http：//www. swarthmore. edu/NatSci/cpurrin1/posteradvice. htm

4. 德克萨斯理工大学（Texas Tech University）的教学、学习与技术中心（Teaching, Learning and Technology Center）提供了非常棒的辅导材料并附有详细提示，帮你轻松解决海报的制作和打印问题：

http：//www. tltc. ttu. edu/posters/How_ to_ Make_ a_ Poster_ Using_ PowerPoint. pdf

5. 堪萨斯大学医疗中心（University of Kansas Medical Center）网站大致介绍了如何做高质量的口头和书面报告并附有海报制作的链接：

http：//www. kumc. edu/SAH/OTEd/jradel/effective. html

口头报告

口头报告是分享专业经验和 EBP 项目结果的绝佳方法。但很多护理人员不愿意做口头报告。常有人说，公开演讲是人们最害怕做的事情之一，对演讲的恐惧程度仅次于死亡！想要战胜口头报告的恐惧感或克服口头报告的各种难题，首先可以在自己的工作环境中练习做口头报告，积累足够的信心后再尝试去医疗机构外的场所进行公开演讲。此外，你还需要掌握几个演讲技巧，学会如何做一场出色的口头报告。

准备

准备工作对成功的口头报告至关重要。首先要熟悉并了解你的听众。和会议组织者明确会议目标并据此确定会议是属于专科性质还是涉及多个领域的大会。了解这些信息有利于明确听众的知识水平、经验、动机和他们对你研究主题的了解程度，进而能更好地明确口头报告内容的难易程度。

下一步是设定口头报告的目的。做报告是为了什么？为了提供信息、说服听众还是/或激励他们行动起来？你也许想通过介绍 EBP 项目的结果来实现以上所有的目标。你一定要向观众展示你发现的证据并予以评判，向他们提出基于证据的实践改变，或者论述证据的强度和质量来说服听众去改变他们习以为常的实践方式。

在明确报告的目的后就要制定具体的目标。这部分内容可能已经包含在你提交给会议并被接收的摘要中。再回顾一遍具体目标的内容，针对口头报告的不同环节添加相应的目标。把这些目标串联起来就是一份报告大纲。

准备工作的最后阶段是确定报告的具体内容，然后决定介绍的方式。争取用不超过一句话的长度概括出"带走式"信息。选择合适的材料作为报告的演讲内容，制定一份详细的材料整理纲要，然后开始补充具体内容。此时你需要确定口头报告的辅助工具来传达你的信息。例如，是用 PowerPoint、放视频还是病例研究的方式来做报告？许多专业会议和大会的报告都会用 PowerPoint 作为辅助工具。

PowerPoint 制作小贴士

用 PowerPoint 做口头报告的实用小建议：

1. 整场报告都用同一个模板

2. 控制每张幻灯片上的信息量

3. 遵循"六"原则，也就是每行不超过六个字，每张幻灯片不超过六行

4. 尽可能统一格式、字体、标点、大写、颜色和对比色以及幻灯片的切换和动画效果

5. 确定报告的时长，在每张幻灯片上停留的时间不超过一分钟

撰写演讲稿

完成报告内容后就要开始准备演讲稿。开场很关键。想要一下子就吸引到听众的注意力，需要反复琢磨开场的方式。通常认为演讲者只有 10~15 秒钟的时间来吸引观众的注意力并让他们相信你知识渊博、你的报告值得一听。可以在开场的时候简单介绍 EBP 项目对病区或科室的重要意义。告诉听众是什么促使你去搜寻此次演讲展现的证据。也可以采用间接的方式开场，如用听众感兴趣的话题和报告内容有关的统计数

据，或者说些趣事逸闻。在完成演讲稿的主要内容后还要再一次思考如何结尾才能给听众留下深刻的印象。结尾部分要先对之前讲述的重点进行总结，随后抛给观众一个问题，或提出一系列行动建议或讲个故事，让听众在报告结束后带着你讲的信息回去思索。一定要在演讲快结束时传达给听众一些引人深思的内容。

其他需要考虑的方面

不管是进行哪类的展示，请牢记以下几点：第一，练习是取得成功的关键。熟悉你要展示或演讲的内容，多做几次模拟演练，控制好时间和演讲节奏。许多同行评议的口头报告或者受邀主题演讲都有着很严格的时间限制，一般从 20 分钟到 45 分钟不等。通常都会有主持人负责计时，在你快要超时的时候提醒你。做好总结用陈词，以防自己超时无法完成所有演讲内容。

第二，抵达会议地点后先去查看做报告或展示海报的房间布局、供演讲者使用的设备（舞台、讲台、桌子、麦克风等）、技术设备，评估汇报时的场景。提前做好准备，有可能在你演讲或展示海报的当天房间里的设备无法正常工作，在这种情况下你依然要继续进行报告或展示。永远不要过度依赖设备，不能因为离开它就不知道如何向观众传达信息。许多会议都有专门的房间供演讲者热身，在那里你可以预览一下使用大会提供的技术设备播放幻灯片时的效果，同时再一次计时练习演讲。

你的外表和亲和度也影响着口头报告或海报展示的效果，这点也值得在准备阶段好好思考一番。职业装束和对观众友善的行为举止（开放式的肢体语言、微笑和目光接触）是实现有效信息传达的前提。再一次记住，这些也需要学习并反复演练。即使是最富经验的演讲者也会在每次演讲前考虑着装和外表方面的细节问题。

最后，如果你参加的是团队口头报告，则每位成员都应该分担其中一部分内容并认识到每个人对整个团队都是至关重要的。先制订一份总计划，分配好每位成员的演讲时间，然后按照各自的专业特长分配演讲内容。事先决定好由哪位成员负责报告的问答环节。

发表文章

如果你觉得写论文并在期刊上成功发表是件不可能完成的任务，那你就想错了。惧怕写作和恐惧公开演讲一样，都是阻碍 EBP 传播的障碍。你在 EBP 项目中积累的经验非常有价值，应该与同行分享。有两种简单的方法可以让你开始写作之旅。一种是和 EBP 项目中的团队一起合作撰写文章，另一种是请教曾成功发表文章、在这方面有经验的导师，在他的指导下撰文。这两种方法都能帮你尽早开始撰写论文。也可以考虑将你做过的每份摘要、海报和口头报告作为文章的开头。

作者身份

开始撰写文章前应该先考虑有关作者署名的问题。有些科室制定了作者署名规范的详细书面指南，供所有人查阅。在着手写作前先和他人讨论一下这个问题。如果没有正规的指南，在开始写作前一定要与合作撰写文章的人讨论这个问题，这样双方都能在署名这件事上坦诚相见。

1978 年，由医学期刊编辑组成的小组在大不列颠哥伦比亚省温哥华聚首，商议有关投稿格式的问题。起初他们被冠以"温哥华团体"之称，现在则命名为国际医学期刊编辑委员会（International Committee of Medical Journal Editors，ICMJE）。该团队于 1979 年制定了第一份投稿要求，2008 年发布了最新版本的投稿要求（ICMJE，2008）。根据该委员会的《生物医学期刊投稿统一要求：生物医学文章的撰写和编辑》（Uniform Requirements for Manuscripts Submitted to Biomedical Journals：Writing and Editing for Biomedical Publication），所有署名为文章作者的人都应满足有关作者身份的要求。每位作者须充分参与文章的撰写并公开表示对整篇文章的内容承担责任。确定署名的作者资格需要同时满足以下三项标准：

1. 对文章的构想和设计，或者数据的采集，或者数据的分析与解读有重要贡献
2. 参与文章的起草或评判式地修改其中重要的知识性内容
3. 对要最终发表的稿件版本授予同意

文章撰写过程

那如何着手写文章进行发表呢？你已经决定要在文章里介绍 EBP 项目结果，接下来就需要确定出版文献的类型：是文献综述、创新报告、科学报告还是寄语期刊编辑或者其他的特殊期刊部门？根据 EBP 项目结果的重要性和目标读者群选择出合适的出版类型。下一步是决定投稿期刊。再浏览一遍有关作者署名的指南，熟悉投稿期刊对论文格式、引用和参考文献的要求，这些都有助于提高投稿的发表率。没有按照稿件要求投出去的文章通常会在未经过审查的情况下就退还给作者。在确定投稿期刊前还要查看这家期刊在过去两年里每个月的索引量，确保期刊愿意发表你撰写的，同时确保近期没有和你的研究项目类似的研究发表在该期刊上。也可以写信询问编辑，看看对方是否会对你的文章的研究主题感兴趣。

关于写作的一些小建议。第一，准备一份大纲，这能帮你安排好文章材料、明确要点。从大标题入手，然后确定副标题和各小节内容。确保你已经对实践问题进行了全面彻底的检索并回顾了证据检索过程中有关入选或排除标准的决策记录。

格式的选择

学术文章的格式分为两类。第一种是由引言、方法、结果和讨论这几部分组成的文章，即按照科学发现的过程进行论述。国际医学期刊编辑委员会要求投给医学期刊的观察性和实验型研究论文使用这种格式。引言部分需介绍研究或项目背景，阐述为什么要开展这项研究，同时陈述你的研究问题。方法这部分则需详细说明解决研究问题的方式，论述开展研究的时间、地点和方式。在结果这部分，你需要根据研究问题阐述自己的发现，并就此展开讨论。最后的讨论部分是阐释结果的意义，探讨研究的不足之处并得出结论。撰写较长的文章时需要在某些小节中（尤其是结果和讨论部分）使用副标题，使文章层次更清楚。

虽然国际医学期刊编辑委员会同意其他类型的文章可以采用不同的格式撰写，如病例报告、综述和评论等（ICMJE，2008）。但不幸的是，以学术性的方式陈述医疗服务和质量改进工作的方法、经验和结果的文章常常没有得到发表（Davidoff & Batalden，2005）。这些改进工作主要关注所在机构的护理质量改进，尽管只是在小范围内展开，但改进工作常能发现护理系统的新知识和改变这些系统的最佳方式（Davidoff & Batalden，2005）。Davidoff 和 Batalden（2005）指出这类有关健康照护改进工作的文章未得到发表的原因是：

- 负责改进工作的员工要承担诸多责任，而且没有针对这类员工的学术奖项
- 编辑和同行评议人员不了解质量改进的目标和方法
- 缺少适用于严谨的、学术型质量改进文章的投稿指南

Davidoff 和 Batalden 认为论述质量改进工作的文章不能得到发表是一大损失，这导致关于疗效的可获得的证据数量变得很有限，让员工没有机会整理收获的工作经验，也没有任何激励措施去鼓励他们整理自己的所思所想，减慢了改进工作成果的传播，阻碍了创新的发现，同时还损害了与公众分享有价值信息的道德义务。

优秀质量改进报告标准（Standards for Quality Improvement Reporting Excellence，SQUIRE）（见图 10.3）已在一定程度上被认为是质量改进研究报告应采用的格式（Davidoff，Batalden，Stevens，Ogrinc & Mooney，2008；Oermann，2009）。这套标准也适用于 EBP 项目的工作报告，目前护理期刊均使用这种格式。优秀的质量改进报告标准的基本格式分为引言、方法、结果和讨论四小节，但是各部分下的副标题可以报告更多质量持续改进工作的相关信息，如干预措施计划，实施干预措施的情境和干预措施有效性的评估（Davidoff et al.，2008）。图 10.3 列出了优秀质量改进报告标准的全部内容。

优秀质量改进报告标准指南

- 本指南为如何报告正规的、有计划的且以评估干预措施性质和有效性为目的的研究提供了写作框架，干预措施须以改善护理质量和安全为目标。
- 有些研究报告可能无法涵盖写作框架中的所有内容，但作者至少应在撰写过程中逐条考虑每项要求。
- 虽然出版的论文中每个主要部分（引言、方法、结果和讨论）所包含的信息都在该部分的罗列条目内，但是这些信息依旧可能会在撰写其他章节时候需要，如引言的部分内容在讨论中有时也会用到。

正文部分；条目编号和名称	节或条目的描述
标题和摘要	你是否提供了清楚准确的信息，使他人能够找到、浏览你的文章并把它正确编入索引？
1. 标题	指明文章内容是关于质量改进（粗略定义为包括护理安全、有效性、以患者为中心、及时性、效率和平等在内的质量改进） 陈述干预措施的特点目标 明确研究方法（如"定性研究"或"整群随机试验"）
2. 摘要	按照投稿期刊规定的摘要格式准确总结文章各节的所有关键信息
引言	你为什么开始这项研究？
3. 背景知识	对有关研究问题的现有知识和出现问题的组织特征进行简要全面的总结
4. 机构内现存问题	描述机构内现存问题的性质和严重程度
5. 预期改进	a. 描述干预措施的具体目标（护理流程和患者护理结果的改变/改进） b. 说明推动实施改变决策的人（倡导者、支持者）和原因（事件、观察到的现象），解释为什么现在决定实施改变（时机）
6. 研究问题	准确陈述与改进有关的最主要的问题，以及干预研究中欲解决的任何次要问题
方法	你做了什么？
7. 伦理问题	描述实施和研究质量改进时的伦理问题，如隐私、保护受试者身体健康、文章作者之间潜在的利益冲突，并说明解决伦理问题的过程
8. 发生变革的场所	详述当前照护环境下哪些因素最有可能影响研究场所内或者预期场所内的变革发生，并说明这些因素的特征

正文部分；条目编号和名称	节或条目的描述
9. 干预措施实施计划	a. 详细说明干预措施和干预的各环节，使他人能够按照说明复制干预措施 b. 指出影响干预措施选择的主要因素（如分析系统失调的原因，如何在当地情况下运用其他地方的相关改进经验） c. 列出最初制订的干预实施计划：要做什么（最初行动步骤；要实现的目的；如何根据试行结果修改干预措施）和由谁负责（员工职责、资历和培训）
10. 干预措施的评价计划	a. 列出评估干预措施实施结果的计划（内容或强度） b. 描述干预措施引发改变的机制和测试这些机制是否有效的计划 c. 明确研究设计（如观察性、实验性或类实验性研究）来衡量干预措施对主要和次要结果（如适用）的影响 d. 按照投稿期刊指南对特定研究设计的规定（如适用）　（如 www. equator – network. org）说明实施研究设计基本部分的计划 e. 描述研究设计中的所有环节，尤其涉及内部效度（数据完整性）和外部效度（推广性）
11. 评估方法	a. 描述使用的工具和程序（定性、定量或混合研究）以评估①实施的有效性，②干预各环节和情境因素对干预有效性的促进作用，③主要和次要结果 b. 说明如何证实、测试评估工具的信度 c. 阐述保证数据质量和数量的方法（如使用盲法、反复测量和提取数据、数据采集培训、采集足够多的基线测量值）
12. 分析	a. 具体说明根据数据推断出结果的过程中所使用的定性和定量（统计学）方法 b. 调整分析单元，使其与实施干预时的分配单元保持一致 c. 阐述预计实施过程中会发生的变化幅度，主要结果发生的预期改变（效应量）以及研究设计检测到这些影响的能力（包括检测效应量的能力） d. 描述可证明时间效应是一个影响变量的分析方法（如统计过程控制）
结果	你发现了什么？

正文部分；条目编号和名称	节或条目的描述
13. 结果	a. 环境和干预措施的性质 　ⅰ. 描述干预措施实施环境的特征（如地理位置、硬件资源、组织文化，过去开展变革的情况）以及护理的结构和模式（如人员配备、领导者） 　ⅱ. 使用进度表或流程图阐述实际干预过程（如不同步骤、事件或阶段的执行顺序，关键阶段受试者的类型和数量） 　ⅲ. 记录实施干预各环节的成功度 　ⅳ. 阐述修改最初计划的原因和改动之处，描述从评估过程中获得的最重要的经验，尤其是测试大家对变革的内部反馈效果（自我反思） b. 与干预措施有关的护理流程和患者护理效果的改进 　ⅰ. 展示在护理过程中观察到的有变化的数据 　ⅱ. 展示观察到的患者护理效果指标变化的数据（如患病率、死亡率、机能、患者/员工满意度、服务利用情况、费用、护理差异） 　ⅲ. 思考干预的利弊、意外结果、问题和失败原因 　ⅳ. 提供关于观察到的改变/改进与干预各环节/情境因素之间关联强弱的证据 　ⅴ. 对干预过程和结果测评中的缺失值的总结
讨论	研究结果的意义是什么？
14. 总结	a. 总结实施干预各环节中所取得的最重要成果和遇到的最大难题，概述护理服务和临床效果方面观察到的主要变化 b. 突出研究的独特优点
15. 与其他证据的关系	对本项研究结果与其他相关研究结果进行比较和对比，如与来自系统回顾文献的结果进行比较；用表格列出现有证据可方便进行比较和对比
16. 研究的不足之处	a. 考虑到的可能的混杂因素、偏倚，或研究设计、测量工具和分析中影响结果的有待完善之处（内部效度） b. 探讨可能影响推广性的因素（外部效度），如受试者样本的代表性、实施的有效性、剂量－反应关系、当地照护环境的特征 c. 观察到的积极结果可能随着时间推移而减弱，阐述解决这个问题的方法；说明监测并维持改进状况的计划（如有）并明确指出是否已完成该计划的制订

续表

正文部分；条目编号和名称	节或条目的描述
16. 研究的不足之处	d. 说明如何尽可能减少、调整研究的不足之处 e. 评估研究的不足对结果的解读和应用的影响
17. 解释	a. 探讨导致观察结果与预期结果之间产生差异的可能原因 b. 根据干预的因果机制和观察到的改变的规模推断出与数据强度一致的结论，尤其注意决定干预措施有效性（或无效性）的情境因素和干预的各环节，以及干预措施最有可能发挥效用的环境类型 c. 为促进未来变革的实施，指出可能需要调整的步骤 d. 回顾有关干预措施的机会成本和实际花费成本的问题
18. 结论	a. 思考干预措施的整体实用性 b. 指出本报告对未来质量改进干预措施的研究有何影响
其他信息	是否有其他因素与研究的进展和解释有关？
19. 经费	说明经费来源（如有）和资助机构在研究的设计、实施、解释和发表各阶段中所承担的角色

图 10.3　优秀质量改进报告标准指南及补充材料

可在 http：//www. squire - statement. org/免费获取。

在撰写 EBP 项目文章时，你可以选择这两种格式中的任一种，结合两种格式也可以。也可以按照 PET 流程（实践问题、证据和转化）以引言和讨论的格式撰写文章。先从引言部分开始写，阐述 EBP 项目的目的，讨论问题的背景，陈述现状并阐释问题的重要性。

文章的第二部分是实践问题，即陈述具体的实践问题并讨论项目的范围，包括制订进度表和责任分配的项目管理计划。以"谁在什么时候以怎样的方式完成了什么任务"的方式进行论述有助于读者更好地了解项目的进展情况。

文章的第三部分是证据，也就是论述证据检索的逻辑顺序。列出检索词、检索策略、使用的数据库和设定的入选和排除标准。接下来是论述证据的评价过程，如评价人、评估证据强度和质量的工具以及证据的总结过程。最后要说明证据的强度，同时根据证据强度得出实践建议。

EBP 项目文章的第四部分为转化。在这部分讨论计划的实施，包括强有力证据支持带来的改变，或者讨论预实验的设计和结果。如果预实验成功，再论述针对全面实施实践改变和传播研究结果所采取的策略，包括为分享工作成果而制订的沟通计划。

EBP 项目文章的最后一部分是对 EBP 工作的讨论和总结，包括收获的经验、建议和后续工作的讨论。

总结

接受 EBP 的概念容易，但真正在实际工作中付诸实践却是困难重重的（Oermann，2008）。最大的挑战之一就是在组织内外转化和传播 EBP 项目的结果。让一线员工直接参与领导 EBP 项目并随后传播项目结果，这么做的重要性再怎么强调也不为过（Burns, Dudjak, & Greenhouse, 2009）。传播 EBP 项目结果的策略必须包含针对组织内部传播的沟通计划和针对组织外部传播的方法（海报、口头报告和发表文章）。只有采用综合策略来转化、分享 EBP 成果才能促使整个行业摆脱墨守成规的秉性，转变成富有探究精神的行业，为不同实践环境搜寻最新、最相关的证据。

参考文献

Burns, H. K., Dudjak, L., & Greenhouse, P. K. (2009). Building an evidence – based practice infrastructure and culture：A model for rural and community hospitals. *Journal of Nursing Administration*, 39 (7/8), pp. 321 – 325.

Davidoff, F., & Batalden, P. (2005). Toward stronger evidence on quality improvement. Draft publication guidelines：The beginning of a consensus project. *Quality and Safety in Health Care*, 14, pp. 319 – 25.

Davidoff F, Batalden P, Stevens D, Ogrinc G, Mooney S. (2008). Publication guidelines for quality improvement in health care：Evolution of the SQUIRE project. Qual Saf Health Care 2008; 17 ［Supplement 1］：i3 – i9.

International Committee for Medical Journal Editors. (2008). Uniform requirements for manuscripts submitted to biomedical journals：Writing and editing for biomedical publication. Retrieved December 20, 2009, from http：//www. icmje. org/

Johns Hopkins Medicine Institutional Review Board. (2007). *Table* 10. 2 *Johns Hopkins Medicine Organizational Policy on Quality Improvement/Quality Assurance Activity* 102. 2 （*a*）. Retrieved December 20, 2009, from http：//irb. jhmi. edu/Policies/102_ 2a. html

Kring, D. L. (2008). Research and quality improvement：Different processes, different evidence. *MedSurgNursing*, 17 (3), pp. 162 – 169.

Merriam – Webster. (2009). *Merriam – Webster Online Dictionary*. Retrieved December 20, 2009, from www. merriam – webster. com/dictionary/dissemination.

National Institute on Disability and Rehabilitation Research (Project #H133A0311402, 2001), Retrieved December 30, 2009, from http：//www. researchutilization. org/matrix/resources/dedp/

Newhouse, R. P. , Pettit, J. C. , Poe, S. , & Rocco, L. (2006). The slippery slope: Differentiating between quality improvement and research. *Journal of Nursing Administration*, 36 (4), pp. 211 – 219.

Oermann, M. (2009). SQUIRE guidelines for reporting improvement studies in healthcare: Implications for nursing publications. *Journal of Nursing Care Quality*, 24 (2), pp. 91 – 5.

Office for Human Research Protections. (1993). *Institutional Review Board guidebook.* Retrieved December 28, 2009, from http：//www. hhs. gov/ohrp/irb/irb_ chapter1. htm

SQUIRE. (2009). SQUIRE Standards for Quality Improvement Reporting Excellence. Retrieved December 31, 2009, from http：//squire – statement. org/guidelines/

后　记

2014 年第一期美国约翰·霍普金斯大学循证护理高级师资培训项目在北京启动，约翰·霍普金斯大学的循证护理管理的理念和工具就得到了与会的护理管理专家和领导的认可，记得当时百忙之中的北京协和医院于晓初副院长前来第一期培训班讲话，对美国约翰·霍普金斯大学循证护理管理及在国内应用给予很大的支持。第二期项目开始，得到了由原北大医院党委书记，现任《中国护理管理》杂志社李月东社长的大力支持，到 2016 年已经有超过 200 多位来自国内最优秀的三级医院的护理部主任和一线的护理管理骨干参加了我们与《中国护理管理》杂志社共同主办的美国约翰·霍普金斯循证护理高级师资培训班。

美国约翰·霍普金斯大学选派出了最好的护理专家给我们的培训班授课，培训课程中提及的《约翰·霍普金斯护理循证实践：实施与转化》和《约翰·霍普金斯护理循证实践：模型与指南（第二版）》两本循证护理工具书，在美国护理界得到相当规模临床护理人员的普及和认可，实用性极强，参与国内培训的护理老师强烈呼吁尽快翻译上述两本专著。应广大护理管理届同仁的强烈要求，经过我们北京艾美迪科技股份有限公司历时一年的版权谈判终于获得《约翰·霍普金斯护理循证实践：实施与转化》和《约翰·霍普金斯护理循证实践：模型与指南（第二版）》的独家中国出版版权，春节来临之际在北京出版以飨读者。这两本循证护理工具书的出版，可以使广大护理人员借鉴美国约翰·霍普金斯大学循证护理管理理念，必将提升中国医院的临床护理管理水平和和护理科研水平。

另外，此书的出版过程中，《中国护理管理》杂志社精心组织国内护理管理界的专家对本书进行了审校，以把控文字的专业性和准确性，在这里特别感谢北京协和医学院护理学院刘华平院长和北京大学护理学院刘宇院长作为两本专著的主审校老师，以及支持我们循证护理项目发展的《中国护理管理》杂志社谢博瑞老师和负责审校的诸多老师们！

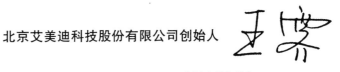

北京艾美迪科技股份有限公司创始人

2016/10/16

校审人员名单

主审校：刘宇（北京大学护理学院）

前言：刘宇（北京大学护理学院）

第1~2章：刘宇（北京大学护理学院）

第3~4章：熊颖超（北京大学人民医院）

第5~6章：庞冬（北京大学护理学院）

第7~8章：周芬（北京中医药大学护理学院）

第9~10章：袁秀群（上海交通大学医学院附属仁济医院）

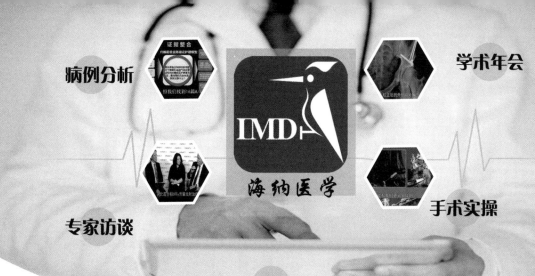

病例分析

学术年会

专家访谈

手术实操

CME课程

最新国际医学移动在线教育平台

中国独家版权视频机构

美国骨外科医师协会	美国梅奥诊所
美国神经内科学会	美国约翰霍普金斯医院
欧洲肿瘤基金会	美国哈佛大学医学院
欧洲心脏放射协会	美国耶鲁大学医学院
欧洲泌尿外科协会	美国西奈山医学中心
欧洲核医学协会	美国华盛顿大学医学院
美国杜兰大学医学院	美国布列根和妇女医院
美国马里兰大学医学院	美国费城骨科医学院
加州大学圣地亚哥分校医学院	美国哥伦比亚大学
德克萨斯理工大学健康科学中心	美国科罗拉多大学医学院
美国德克萨斯大学	美国芝加哥大学医学院
美国南加州大学	
美国佛罗里达大学	视频累计15000+
美国西奈山医学院	
美国密歇根大学	
美国密歇根州立大学医学院	
美国伊利诺伊大学医学院	
美国大峡谷州立大学	

海纳医学

海纳医学移动在线教育平台源起于北京艾美迪科技股份有限公司线下15年的医学教育培训，由此积累了大量海内海外的医疗行业资源。平台以构建服务于医生、药师、护士的可持续发展的继续教育体系为己任。

立刻下载体验

IOS版本下载

安卓版本下载

如您在使用中遇到问题，请联系我们

海纳医学：010-64803256